国家科学技术学术著作出版基金资助出版
信息科学技术学术著作丛书

无创血糖检测

唐 飞 王晓浩 耿占潇 编著

科学出版社

北 京

内 容 简 介

糖尿病是一种全球性的高发慢性疾病。血糖监测是糖尿病管理中重要的一环。糖尿病患者和内分泌科医生都盼望无创血糖仪的面世与应用。本书对无创血糖检测的各类方法进行了汇总，按照检测机制或手段进行分类，介绍各方法的理论、技术、平台实现、实验验证、发展方向和代表性成果，使读者可以很清晰地了解各种方法间的差异及其发展脉络、研究现状和发展困境。

本书可供生物医学工程、医学、传感器设计、医疗器械研发等领域的研究人员、研究生、高年级本科生及工程技术人员学习。

图书在版编目（CIP）数据

无创血糖检测/唐飞，王晓浩，耿占潇编著. —北京：科学出版社，2024.1

（信息科学技术学术著作丛书）

ISBN 978-7-03-077458-3

Ⅰ. ①无… Ⅱ. ①唐… ②王… ③耿… Ⅲ. ①糖尿病-医学检验 Ⅳ. ①R587.1

中国国家版本馆 CIP 数据核字（2024）第 003641 号

责任编辑：张艳芬 / 责任校对：崔向琳
责任印制：赵 博 / 封面设计：无极书装

科学出版社 出版
北京东黄城根北街 16 号
邮政编码：100717
http://www.sciencep.com
北京凌奇印刷有限责任公司印刷
科学出版社发行 各地新华书店经销

*

2024 年 1 月第 一 版 开本：720×1000 1/16
2025 年 1 月第二次印刷 印张：10 1/4
字数：204 000

定价：98.00 元

（如有印装质量问题，我社负责调换）

"信息科学技术学术著作丛书"序

21 世纪是信息科学技术发生深刻变革的时代，一场以网络科学、高性能计算和仿真、智能科学、计算思维为特征的信息科学革命正在兴起。信息科学技术正在逐步融入各个应用领域并与生物、纳米、认知等交织在一起，悄然改变着我们的生活方式。信息科学技术已经成为人类社会进步过程中发展最快、交叉渗透性最强、应用面最广的关键技术。

如何进一步推动我国信息科学技术的研究与发展；如何将信息技术发展的新理论、新方法与研究成果转化为社会发展的推动力；如何抓住信息技术深刻发展变革的机遇，提升我国自主创新和可持续发展的能力？这些问题的解答都离不开我国科技工作者和工程技术人员的求索和艰辛付出。为这些科技工作者和工程技术人员提供一个良好的出版环境和平台，将这些科技成就迅速转化为智力成果，将对我国信息科学技术的发展起到重要的推动作用。

"信息科学技术学术著作丛书"是科学出版社在广泛征求专家意见的基础上，经过长期考察、反复论证之后组织出版的。这套丛书旨在传播网络科学和未来网络技术，微电子、光电子和量子信息技术、超级计算机、软件和信息存储技术、数据知识化和基于知识处理的未来信息服务业、低成本信息化和用信息技术提升传统产业，智能与认知科学、生物信息学、社会信息学等前沿交叉科学，信息科学基础理论，信息安全等几个未来信息科学技术重点发展领域的优秀科研成果。丛书力争起点高、内容新、导向性强，具有一定的原创性，体现出科学出版社"高层次、高水平、高质量"的特色和"严肃、严密、严格"的优良作风。

希望这套丛书的出版，能为我国信息科学技术的发展、创新和突破带来一些启迪和帮助。同时，欢迎广大读者提出好的建议，以促进和完善丛书的出版工作。

中国工程院院士

原中国科学院计算技术研究所所长

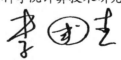

前　言

随着人们生活水平的提高和生活方式的改变，糖尿病患病率逐年攀升。糖尿病及其引发的并发症给家庭和社会带来沉重的负担。糖尿病目前还没有根治的方法，通过日常血糖监测，及时调整治疗方案可以减缓并发症的发生，提高糖尿病患者的生活质量。

家用血糖仪经过多年的发展，操作越来越便捷，采血量更少，试纸一致性更好，测试时间更短，但是采血的疼痛和感染风险使糖尿病患者很难达到医生建议的检测频次。无创血糖检测是理想的检测方式，可以提升糖尿病患者的生活质量，提高血糖管理的水平，减轻社会的负担。

目前无创血糖检测的方法繁多，诸多研究机构和公司都开发了不同的方法和产品，但是还没有公认的能够用于日常无创血糖检测的产品。本书对无创血糖检测方法的原理、样机、算法、临床试验手段、发展趋势等进行详细介绍，使读者能够对无创血糖检测有个整体认识。

本书第 1 章介绍糖尿病及血糖的常用检测方法。第 2～5 章重点介绍基于反离子电渗法、红外光谱法、阻抗谱法和代谢热整合法的无创血糖研究。第 6 章介绍其他无创血糖检测方法。第 7 章介绍无创血糖检测的常用算法设计与实现。第 8 章介绍无创血糖检测方法从原理验证到正式临床试验过程中可以采取的试验方案。第 9 章重点分析无创血糖检测的发展趋势。

本书大纲由唐飞拟定，并撰写第 1 章、第 4 章、第 5 章和第 9 章；王晓浩撰写第 2 章、第 3 章和第 8 章；耿占潇撰写第 6 章和第 7 章。吴晨阳参与了第 2 章和第 7 章的撰写工作，王文浩参与了第 4 章和第 5 章的撰写工作，杨闯参与了第 6 章的撰写工作。唐飞和冯锐进行了全书的统稿工作。耿占潇、吴晨阳、杨闯、徐元梦、黄必正、刘源源、宋雪娇和李想参与了书稿的校对工作。本书由叶雄英、郭晓蕙审阅，并提出很多宝贵、专业的意见，在此表示衷心的感谢。

限于作者水平，书中不妥之处在所难免，恳请读者指正。

作　者

目　录

"信息科学技术学术著作丛书"序

前言

第1章　糖尿病及血糖常用检测方法 ･･････････････････････････････････ 1
　1.1　糖尿病简介 ･･･ 1
　1.2　糖尿病患病率和人数 ･･･ 1
　1.3　家用血糖检测方法发展历史 ･･･････････････････････････････････ 2
　1.4　无创血糖检测方法概述 ･･･････････････････････････････････････ 3
　参考文献 ･･･ 5

第2章　反离子电渗法 ･･･ 8
　2.1　离子电渗技术理论基础 ･･･････････････････････････････････････ 8
　2.2　反离子电渗技术 ･･･ 10
　　2.2.1　反离子电渗作用机制 ･･･････････････････････････････････ 11
　　2.2.2　反离子电渗技术经典案例 ･･･････････････････････････････ 14
　2.3　反离子电渗法研究现状 ･･･････････････････････････････････････ 16
　　2.3.1　反离子电渗法产品代表 ･････････････････････････････････ 16
　　2.3.2　离体反离子电渗模拟研究 ･･･････････････････････････････ 19
　　2.3.3　人体反离子电渗研究 ･･･････････････････････････････････ 22
　　2.3.4　内部标准研究现状 ･････････････････････････････････････ 25
　　2.3.5　国内研究现状 ･･･ 31
　2.4　本章小结 ･･･ 34
　参考文献 ･･･ 35

第3章　红外光谱法 ･･･ 37
　3.1　红外光谱法理论基础 ･･･ 37
　　3.1.1　朗伯-比尔定律 ･･･････････････････････････････････････ 37
　　3.1.2　红外吸收光谱原理 ･････････････････････････････････････ 38
　3.2　红外光谱法无创血糖检测技术 ･････････････････････････････････ 40
　　3.2.1　红外光谱法验证试验 ･･･････････････････････････････････ 41
　　3.2.2　红外光谱法无创血糖检测设备 ･･･････････････････････････ 53
　3.3　本章小结 ･･･ 57

参考文献 58

第 4 章　阻抗谱法 59

4.1　人体阻抗分析 59

4.1.1　高频阻抗 60

4.1.2　低频阻抗 60

4.2　阻抗谱法理论研究 60

4.3　阻抗谱法无创血糖检测技术 64

4.3.1　阻抗谱法研究初探 64

4.3.2　Caduff 课题组的阻抗谱法研究 65

4.3.3　Park 课题组的阻抗谱法研究 72

4.3.4　唐飞课题组的阻抗谱法研究 77

4.4　本章小结 85

参考文献 85

第 5 章　代谢热整合法 87

5.1　代谢热整合法理论基础 87

5.1.1　人体代谢相关参数和血糖浓度的关系 87

5.1.2　局部组织散热测定 89

5.1.3　胰岛素对代谢热整合法的影响 91

5.2　代谢热整合法无创血糖检测技术 94

5.3　代谢热整合法特征测量 99

5.3.1　局部组织的血流速测量 99

5.3.2　血氧饱和度和血红蛋白浓度 102

5.4　代谢热整合法硬件实现 105

5.5　本章小结 108

参考文献 108

第 6 章　其他无创血糖检测方法 110

6.1　超声波法 110

6.2　太赫兹法 113

6.3　拉曼光谱法 116

6.4　旋光法 118

6.5　光声法 120

6.6　本章小结 123

参考文献 123

第 7 章　血糖检测算法设计与实现 124

7.1　多元线性回归 124

　　　　7.1.1　最小二乘估计 ··· 125
　　　　7.1.2　评价指标 ··· 126
　　7.2　主成分分析 ··· 126
　　　　7.2.1　主成分求解 ··· 127
　　　　7.2.2　主成分贡献率指标 ··· 130
　　7.3　偏最小二乘法 ··· 130
　　7.4　支持向量机 ··· 132
　　　　7.4.1　最优分类超平面与线性支持向量机 ···················· 133
　　　　7.4.2　线性不可分的情况 ··· 134
　　　　7.4.3　非线性的支持向量机分类器 ···························· 135
　　　　7.4.4　用于函数拟合的支持向量机 ···························· 135
　　7.5　聚类分析 ··· 136
　　　　7.5.1　KNN 算法 ··· 137
　　　　7.5.2　K 均值聚类算法 ··· 138
　　7.6　时序分析 ··· 139
　　7.7　本章小结 ··· 142
　　参考文献 ··· 142
第 8 章　无创血糖检测临床试验方案 ···································· 144
　　8.1　口服葡萄糖耐量试验简介 ··· 144
　　8.2　葡萄糖钳夹试验简介 ·· 145
　　8.3　日常对比测试试验简介 ·· 145
　　8.4　无创血糖检测设备临床试验方案设计 ··························· 146
　　8.5　本章小结 ··· 147
　　参考文献 ··· 147
第 9 章　展望 ··· 148
　　9.1　发展趋势 ··· 148
　　9.2　针对个体的标定 ··· 151
　　9.3　本章小结 ··· 153
　　参考文献 ··· 153

第1章　糖尿病及血糖常用检测方法

1.1　糖尿病简介

糖尿病是一种代谢疾病。患者一般会有"三多一少"的典型症状，即多饮、多食、频尿和体重下降。根据世界卫生组织的诊断标准，糖尿病判断的依据是，不同 2 日空腹血糖 ≥ 7.0mmol/L，或者口服糖耐量实验 (oral glucose tolerance test, OGTT) 2h 血糖 ≥ 11.1mmol/L，或者随机血糖大于 11.1mmol/L，或者糖化血红蛋白 (glycated hemoglobin，HbA1c) ≥ 6.5%[1]。中国的诊断标准和世界卫生组织的诊断标准类似[2]。

糖尿病可以分为 1 型糖尿病、2 型糖尿病、妊娠糖尿病和其他类型的糖尿病。

1 型糖尿病患者发病时年龄较低，因此也称青少年糖尿病。1 型糖尿病患者自身免疫损伤，导致胰岛 β 细胞遭到破坏，使体内胰岛素绝对缺乏。1 型糖尿病患者必须通过注射胰岛素进行治疗。

2 型糖尿病是胰岛素相对缺乏引起的。2 型糖尿病患者占糖尿病患者总数的 90%左右。目前认为，超重和缺乏运动是引起 2 型糖尿病的主要原因。2 型糖尿病患者在早期可以通过改变生活习惯控制血糖，随着病情的发展需要通过口服药物或者注射胰岛素进行治疗。

妊娠糖尿病是指患者既往没有糖尿病史，但是在怀孕期间的血糖值高于正常值，也是一种常见的糖尿病类型。

此外，还有一些其他类型的糖尿病，主要病因包括 β 细胞基因缺陷、遗传性胰岛素抵抗、胰脏疾病、药物等其他原因。

1.2　糖尿病患病率和人数

全球糖尿病患者数量逐年升高。2009～2019 年全球糖尿病患病数量情况如图 1-1 所示。伴随糖尿病患者数量的增多，糖尿病及其并发症的医疗支出也逐渐上升。中国的糖尿病患者总数在 2019 年已经达到 1.16 亿，是全球糖尿病患者最多的国家。预计到 2045 年，全球糖尿病患病人数将达到 7 亿[3]。

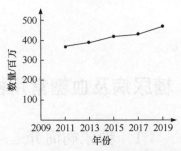

图 1-1 2009~2019 年全球糖尿病患病数量情况

此外，糖尿病患病率也逐年升高，2017 年糖尿病全球平均患病率为 8.8%。近期有关糖尿病流行性的研究发现，糖尿病的发病与饮食习惯、生活方式、遗传易感性等因素有关。从全球范围看，肥胖是糖尿病最危险的致病因素，其次是高龄、中心性肥胖、腰臀比增加、家族史、超重、高血压。在非洲地区，中心性肥胖是最突出的危险因素；在美洲地区、东地中海地区、欧洲地区，肥胖是最常见的危险因素；在西太平洋地区和东南亚地区，高龄是主要的危险因素[4]。

1.3 家用血糖检测方法发展历史

目前还没有完全治愈糖尿病的方法，糖尿病患者需要通过调整生活方式、药物治疗等手段控制血糖水平，以延迟并发症的发生或者缓解并发症[5]。因此，糖尿病患者需要每日多次测量自己的血糖浓度，以及时掌握血糖水平。

50 多年来，家用血糖仪有了很大的发展[6]，如图 1-2 所示。第一代家用血糖仪的原理基于水洗法。此方法需首先将血样(10~15μL)滴在试纸上，1min 后将红细胞用水洗去，再将处理好的试纸放入仪器读取血糖浓度。第二代家用血糖仪为擦血式血糖仪。这种血糖仪免去了冲洗的操作，但是对采血量的要求没有下降。第三代家用血糖仪采用比色法，试纸显色后与标准色卡比对，与之前的血糖仪相比操作更为简便。第四代家用血糖仪基于电化学法，这是目前的主流方法，操作更方便，准确性更高，取血部位是手指末梢。第五代家用血糖仪是以雅培公司为代表研发的多部位采血血糖仪，采血量只需约 0.6μL，可以 6 部位采血，从而减轻手指部位采血带来的痛苦。

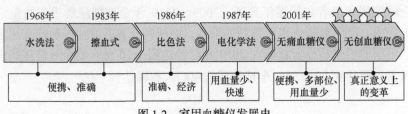

图 1-2 家用血糖仪发展史

目前糖尿病患者常用基于电化学方法的血糖仪。经过几十年的发展，其用血量大大减少，测试速度也较快，但是这种方法需要患者指尖取血，会造成疼痛，并伴有创口，有感染的风险。指尖采血容易使患者产生畏惧心理，很难坚持一日多次测量。另外，一次性血糖试纸的开销也会给患者带来不小的经济负担，同时不可避免地产生大量医疗垃圾。

无创血糖检测可以避免取血造成的疼痛和感染隐患，降低使用者的抵触心理，提高患者自我监测血糖的依从性，帮助医生及时调整治疗方案，降低糖尿病患者患上并发症的可能。此外，无创血糖检测可以大大提高血糖监测的频率，为实现连续闭环血糖控制开辟道路。同时，因为不需要一次性的耗材，无创血糖检测也有望成为一种较为经济、环保的检测方式。

1.4　无创血糖检测方法概述

无创血糖检测可以有效地解决微创血糖仪和有创血糖仪的问题。无创血糖仪可以在无须采血的情况下实现高频次，甚至是连续的血糖检测，既无须消耗试纸，也可以消除采血带来的弊端，是糖尿病患者最理想的血糖检测方式。

国内外很多研究单位和公司开展了无创血糖检测方法和无创血糖仪的研究和开发。但是，目前无创血糖检测还没有在临床上广泛应用。无创血糖检测方法可以分为两类，一类是通过无创的方式采集人体的体液进行血糖的测量，本书简称为体外获取组织液法；另一类是通过物理方法直接检测手指、前额、手臂、耳垂、下腹部等人体部位的特定参数来估算血糖，本书简称为直接检测组织法。体外获取组织液法的代表性方法是反离子电渗(reverse iontophoresis)法。反离子电渗法可以使组织液中的葡萄糖渗透到皮肤表面，通过电化学等手段检测皮肤表面的葡萄糖浓度，进而估算血糖浓度。直接检测组织法的代表性方法有红外光谱(infrared spectroscopy)法、阻抗谱(impedance spectroscopy)法和代谢热整合(metabolic heat conformation)法等。阻抗谱法是一种通过测量组织电特性的变化来估算血糖变化的无创测量方法。代谢热整合法基于人体血糖代谢特征，通过代谢热、耗氧量等生理特征实现无创血糖检测，具有良好的鲁棒性。此外，无创血糖检测方法还包括拉曼光谱(Raman spectroscopy)法、光声(photoacoustic)法、旋光(polorimetry)法、太赫兹(terahertz，THz)法、超声波(ultrasound)法等[7-10]。

基于反离子电渗法设计的 GlucoWatch 是唯一获得美国食品药品监督管理局(Food and Drug Administration，FDA)批准的无创血糖检测装置[11]。它利用非常小的电流通过皮肤将组织间液收集到凝胶盘上。凝胶盘中含有葡萄糖氧化酶电极，电极上产生的电信号强度与葡萄糖浓度成正比。但是，该仪器每天需要通过有创检测的方法校正两次，凝胶盘每 12h 需要更换一次，在出汗、低血糖或手臂肌肉疲劳时无法正常工作。Bandodkar 等[12]提出以纹身式传感器为基础的无创血糖测试方法。Chen 等[13]提出用于无创血糖监测的电化学双通道类皮肤生物传感器系统。该系统首先使用纸基电池和透明质酸，利用反离子电渗将血管中的葡萄糖渗透到皮肤表面，然后用含有葡萄糖氧化酶的柔性传感器进行血糖检测。

对于直接检测组织法，红外光谱法是研究最多的一种方法。红外光谱法主要分为透射法和反射法。Arnold 团队和 Small 团队从 1992 年开始采用近红外光谱法(near-infrared spectrometry，NIRS)进行无创血糖检测的一系列基础研究[14-17]。Malin 等[18]和 Ding 等[19]采用衰减全反射(attenuated total reflectance，ATR)进行无创血糖检测的研究。Futrex 公司 1992 年研制了世界上第一台无创血糖仪，采用的是 NIRS[20]。Sensys 医疗公司是在红外光谱法血糖测试方面申请专利最多的公司，但是考虑红外血糖检测有严重的个体差异，该公司已经把研究方向调整为葡萄糖追踪。

国内红外光谱法无创血糖检测的研究起步较晚。徐可欣团队[21-24]对分光系统设计、测量条件的把握、背景影响的消除等方面进行了很多研究。孙颖等[25]采用中红外光谱(mid-infrared spectroscopy，MIRS)进行人体血糖测量方法的研究。张洪艳等[26]用高精度傅里叶红外光谱仪对手腕进行血糖的无创监测实验研究。王炜等[27]设计了红外多波长传感器阵列，进行全血中的血糖检测。Kong 等[28]进行了手指透射测量的研究。丁海泉等[29]提出用不同血液容积光谱相减的方法来检测血糖浓度。丁海曙等[30]、沙宪政等[31]、马显光等[32]进行了近红外无创血糖浓度检测技术的基础研究。骆清铭等[33]研制了近红外三波长的血糖浓度检测系统。

就当前研究而言，红外光谱法存在诸如测量条件选取、测量部位选择、在重叠光谱中提取微弱化学信息的方法等关键性问题，研究人员和机构已开始积极研究新的无创血糖检测方法。

Mackenzie 等[34]首先把光声效应用于血糖检测研究。研究人员对水溶液中的葡萄糖浓度和人体血糖浓度进行检测的方法一般简称为光声法。光声法在离体研究方面非常活跃[35]，但是人体实验相对较少[36]。

拉曼光谱法无创测量血糖的原理是，当激光作用于葡萄糖时会发生拉曼散射效应，通过测量样品出射散射光的光学频移变化，可以得到样品中葡萄糖的浓度。目前，有不少这方面的研究[37]。生物组织的吸收效应、散射效应，以及蛋白质类分子产生的背景荧光信号强度经常与拉曼信号相当，使拉曼信号检测极其困难。

Clovis[38]基于旋光法开展了许多研究，例如在人眼房水中采用旋光法检测葡萄糖浓度。

Cho 等[39]提出基于代谢热整合的无创血糖检测方法，通过测量和分析一定条件下代谢产生的热量、血氧饱和度、血液流速等生理参数计算血糖值。

　　生物阻抗测量技术是利用生物组织的电特性(阻抗、导纳、介电常数)，提取与人体生理、病理相关信息的一种无创检测技术。Caduff 等[40,41]在阻抗谱法血糖检测方面开展了大量的研究。他们推出的无创血糖仪 Pendra 通过了欧盟 CE(Conformité Européenne)认证。

　　此外，Minh 等[42]提出通过对呼出气体的分析进行无创血糖检测。Skladnev 等[43]采用腰带系着的传送器持续不断地监控心电图和皮肤阻抗，实现对血糖的检测。

　　国内在新的无创血糖检测方法方面也做了很多有益的尝试。石小巍等[44]进行了基于光声效应的无创血糖仪的基础实验，在糖水溶液中获得了较好的结果。熊冰[45]提出利用调频连续波激光雷达技术检测皮肤散射系数的改变，无创地测量血糖浓度。宋海飞等[46]基于可调谐 CO_2 激光器和 ATR 原理，设计了一款小型光电无创血糖仪。唐飞等研制了基于代谢热整合法的无创血糖仪。

　　无创血糖仪 GlucoTrack[47]是基于热传导、阻抗谱、超声波原理研制的。传感器集成在夹子式探头里，在耳垂位置进行无创血糖测试。GlucoTrack 通过融合多种方法可以达到较好的测试效果。

参 考 文 献

[1] Organization W H. Definition and diagnosis of diabetes mellitus and intermediate hyperglycaemia: report of a WHO/IDF consultation. Geneva World Health Organization, 2006, 215(2): 117-129.

[2] 中华医学会糖尿病学分会. 中国 2 型糖尿病防治指南(2020 版). 中华糖尿病杂志, 2021, 13(4): 319-405.

[3] International Diabetes Federation. IDF Diabetes Atlas: Ninth Edition 2019. Belgium: International Diabetes Federation, 2019.

[4] Jayawardene W, Youssefagha A, Labib N, et al. Differential characteristics of the diabetes epidemic across global regions. International Journal of Health, Wellness & Society, 2012, 1(4): 61-78.

[5] 刘玉良, 张思祥, 刘伟铃. 血糖检测方法研究最新进展. 光谱仪器与分析, 2004, (2): 4-10.

[6] 钟振华. 上帝给我们身体的 "预言机" ——血糖仪的发展史. 中国处方药, 2009, (3): 34-35.

[7] Cameron B D, Gorde H, Cote G L. Development of an optical polarimeter for in-vivo glucose monitoring//BiOS'99 International Biomedical Optics Symposium, New York, 1999: 43-49.

[8] Enejder A M, Scecina T G, Oh J, et al. Raman spectroscopy for noninvasive glucose measurements. Journal of Biomedical Optics, 2005, 10(3): 031114-1-031114-9.

[9] Heinemann L, Krämer U, Klötzer H M, et al. Noninvasive glucose measurement by monitoring of scattering coefficient during oral glucose tolerance tests. Diabetes Technology &Therapeutics, 2000, 2(2): 211-220.

[10] Nikawa Y, Someya D. Application of millimeter waves to measure blood sugar level//Microwave Conference, Taibei, 2001: 1303-1306.

[11] Tamada J A, Garg S, Jovanovic L, et al. Noninvasive glucose monitoring: comprehensive clinical

results. Jama, 1999, 282(19): 1839-1844.

[12] Bandodkar A J, Jia W, Yardımcı C, et al. Tattoo-based noninvasive glucose monitoring: a proof-of-concept study. Analytical Chemistry, 2014, 87(1): 394-398.

[13] Chen Y, Lu S, Zhang S, et al. Skin-like biosensor system via electrochemical channels for noninvasive blood glucose monitoring. Science Advances, 2017, 3(12): e1701629.

[14] Alexeeva N V, Arnold M A. Near-infrared microspectroscopic analysis of rat skin tissue heterogeneity in relation to noninvasive glucose sensing. Journal of Diabetes Science and Technology, 2009, 3(2): 219-232.

[15] Amerov A K, Chen J, Small G W, et al. Scattering and absorption effects in the determination of glucose in whole blood by near-infrared spectroscopy. Analytical Chemistry, 2005, 77(14): 4587-4594.

[16] Arnold M A, Liu L, Olesberg J T. Selectivity assessment of noninvasive glucose measurements based on analysis of multivariate calibration vectors. Journal of Diabetes Science and Technology, 2007, 1(4): 454-462.

[17] Xiang D, Arnold M A. Solid-state digital micro-mirror array spectrometer for Hadamard transform measurements of glucose and lactate in aqueous solutions. Applied Spectroscopy, 2011, 65(10): 1170-1180.

[18] Malin S F, Ruchti T L, Blank T B, et al. Noninvasive prediction of glucose by near-infrared diffuse reflectance spectroscopy. Clinical Chemistry, 1999, 45(9): 1651-1658.

[19] Ding Q, Small G W, Arnold M A. Evaluation of nonlinear model building strategies for the determination of glucose in biological matrices by near-infrared spectroscopy. Analytica Chimica Acta, 1999, 384(3): 333-343.

[20] 涂宏钢. 漫谈移动医疗智能硬件: 无创血糖仪(1). https://www.sohu.com/a/234322_100712 [2022-05-24].

[21] Chen Y, Chen W, Shi Z, et al. A reference-wavelength-based method for improved analysis of near-infrared spectroscopy. Applied Spectroscopy, 2009, 63(5): 544-548.

[22] Liu R, Xu K, Lu Y, et al. Combined optimal-pathlengths method for near-infrared spectroscopy analysis. Physics in Medicine and Biology, 2004, 49(7): 1217.

[23] Zhang W, Liu R, Zhang W, et al. Discussion on the validity of NIR spectral data in non-invasive blood glucose sensing. Biomedical Optics Express, 2013, 4(6): 789-802.

[24] Han G, Yu X Y, Xia D D, et al. Preliminary clinical validation of a differential correction method for improving measurement accuracy in noninvasive measurement of blood glucose using near-infrared spectroscopy. Applied Spectroscopy, 2017, 71(9): 2177-2186.

[25] 孙颖, 杨展澜, 周勇, 等. 非损伤性血糖检测的研究进展. 自然科学进展, 2002, (8): 24-28.

[26] 张洪艳, 张来明, 陈月, 等. 近红外漫反射光谱在人体血糖无创检测中的应用. 激光与红外, 2005, 35(2): 96-99.

[27] 王炜, 卞正中, 张大龙. 红外多波长无创人体血糖检测阵列模型的研究. 生物医学工程学杂志, 2004, 20(4): 716-719.

[28] Fei S, Kong D, Mei T, et al. Near-infrared spectral methods for noninvasively measuring blood glucose//Asia-Pacific Optical and Wireless Communications, New York, 2004: 595-601.

[29] 丁海泉, 卢启鹏, 王动民, 等. 近红外光谱无创血糖检测中有效信号提取方法的研究. 光谱学与光谱分析, 2010, (1): 50-53.

[30] 黄岚, 丁海曙. 用近红外漫反应光谱无损检测血糖的初步研究. 光谱学与光谱分析, 2002, 22(3): 387-391.

[31] 沙宪政, 李明菊. 近红外光谱无创血糖检测技术的研究. 医疗卫生装备, 2003, 24(6): 29-31.

[32] 马显光, 蒲晓允, 陈仕国, 等. 无创血糖仪的研制.生物医学工程学杂志, 2004, (3): 473-475.

[33] 肖君, 王龙, 骆清铭, 等. 基于近红外三波长的血糖检测系统研制. 光电子·激光, 2007, 18(9): 1135-1138.

[34] Mackenzie H A, Ashton H S, Spiers S, et al. Advances in photoacoustic noninvasive glucose testing. Clinical Chemistry, 1999, 45(9): 1587-1595.

[35] Zhao Z, Myllylae R A. Photoacoustic determination of glucose concentration in whole blood by a near-infrared laser diode//BiOS 2001 The International Symposium on Biomedical Optics, New York, 2001: 77-83.

[36] Bednov A A, Karabutov A A, Savateeva E V, et al. Monitoring glucose in vivo by measuring laser-induced acoustic profiles//BiOS 2000 The International Symposium on Biomedical Optics, New York, 2000: 9-18.

[37] Ergin A, Vilaboy M, Tchouassi A, et al. Detection and analysis of glucose at metabolic concentration using Raman spectroscopy//Proceedings of Bioengineering Conference, New York, 2003: 337-338.

[38] Clovis D. Eyeglass glucometer//Proceedings of Bioengineering Conference, Newark, 2003: 246-247.

[39] Cho O K, Kim Y O, Mitsumaki H, et al. Noninvasive measurement of glucose by metabolic heat conformation method. Clinical Chemistry, 2004, 50(10): 1894-1898.

[40] Caduff A, Talary M S, Mueller M, et al. Non-invasive glucose monitoring in patients with type 1 diabetes: a multisensor system combining sensors for dielectric and optical characterisation of skin. Biosensors and Bioelectronics, 2009, 24(9): 2778-2784.

[41] Zakharov P, Dewarrat F, Caduff A, et al. The effect of blood content on the optical and dielectric skin properties. Physiological Measurement, 2011, 32(1): 131.

[42] Minh T D, Oliver S R, Ngo J, et al. Noninvasive measurement of plasma glucose from exhaled breath in healthy and type 1 diabetic subjects. American Journal of Physiology-Endocrinology and Metabolism, 2011, 300(6): E1166-E1175.

[43] Skladnev V N, Ghevondian N, Tarnavskii S, et al. Clinical evaluation of a noninvasive alarm system for nocturnal hypoglycemia. SAGE, 2010, 4(1): 67-74.

[44] 石小巍, 肖啸. 基于光声效应的无创血糖检测仪的研究. 红外, 2009, 30(1): 20.

[45] 熊冰. 调频连续波激光雷达(FMCW LIDAR)应用于无创血糖检测的探索研究. 杭州: 浙江大学, 2011.

[46] 宋海飞, 王志鹏, 赵曾伟, 等. 光电无创血糖检测仪的设计. 中国激光医学杂志, 2010,9: 192-194.

[47] Harman-Boehm I, Gal A, Raykhman A M, et al. Noninvasive glucose monitoring: increasing accuracy by combination of multi-technology and multi-sensors. Journal of Diabetes Science and Technology, 2010, 4(3): 583-595.

第 2 章　反离子电渗法

葡萄糖是人体的主要供能物质。葡萄糖通过血液运输到各类组织细胞中，进行氧化或者储存。由于葡萄糖的运输在一定程度上依赖血糖浓度和组织液中葡萄糖浓度的浓度差，因此血糖浓度与组织液中的葡萄糖浓度存在动态关系。一般情况下，组织液中的葡萄糖变化较血糖有若干分钟的滞后，但是总的变化趋势大体相同。因此，可以通过检测组织液中葡萄糖的浓度实现对血糖浓度的估计。这种血糖检测方法具有很高的灵敏度和相关性，并且适用于连续血糖跟踪。其中的代表性方法是反离子电渗法。国内外学者针对反离子电渗法开展了大量研究，包括原理研究、离体和体内实验等。

2.1　离子电渗技术理论基础

反离子电渗技术建立在离子电渗技术的基础上。离子电渗通过极小的电流增强带电的、极性的，甚至中性的分子、离子，或者基团跨皮肤运输。该方法的基本原理是，通过调控附带的总电荷或者特定的电极结构，控制电荷迁移或者电渗透。离子电渗主要用于经皮药物注射[1]。

通常情况下，皮肤的屏障作用导致药物很难高效地通过皮肤被人体吸收。药物的分子大小、剂量、油水比例都限制了给药效率。但是，在皮肤施加电场将加剧药物离子在组织中的定向流动，增加皮肤的通透性[2]，提高药物经皮吸收的速度。离子电渗能显著提高葡萄糖、甘露醇、胰岛素等药物的经皮渗透效率。

采用离子电渗的经皮药物注射又称离子电渗给药。离子电渗给药系统如图 2-1 所示[3]。带正电荷的药物 B^+ 在电场的作用下会穿透皮肤，进入组织液。Na^+ 等浓度更高的带正电的离子会流向阴极，使该电路保持畅通。除了会加速药物离子的运动，电场还会使皮肤细胞间的脂质重排，更加便于药物通过。

皮肤的电特性主要与角质层和真皮层有关。通过对皮肤建模，可以更好地确定离子电渗的电极面积、电流强度等参数。Clemessy 等[4]提出的皮肤等效电路示意图如图 2-2 所示。其中，电阻表现电渗通路的阻力，电容与角质层脂蛋白的两性有关。等效电路中电阻和电容的取值随着外加电场频率的变化而变化。

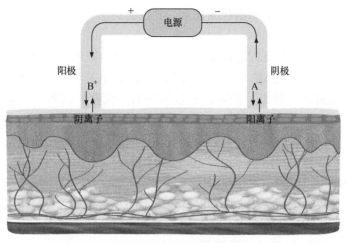

图 2-1 离子电渗给药系统

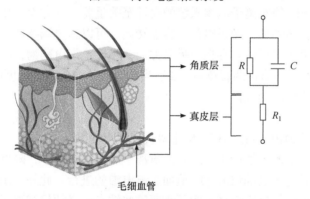

图 2-2 皮肤等效电路示意图

角质层的电阻 R 和电容值 C 可表示为

$$R = \frac{\rho H}{S} \tag{2-1}$$

$$C = \frac{\varepsilon \varepsilon_0 S}{H} \tag{2-2}$$

其中，H 为角质区厚度；S 为皮肤样本面积；ρ、ε 分别为角质层的电阻率和介电常数；ε_0 为穿透率常数，$\varepsilon_0 = \dfrac{10^{-9}}{36\pi} \mathrm{F/m}$。

发生在人体皮肤上的离子电渗可以通过以下方面促进药物的运输。

① 电极对带电荷药物的斥力作用。

② 对皮肤施加电流后，皮肤对药物的通透性增强。

③ 电渗引起的溶剂对流会带动离子或者中性分子移动。

下面列举影响离子电渗给药的几个主要因素。

(1) 电流密度

电渗过程中电流密度的选择需要重点考虑。就电流密度和电渗能力的关系来说，实验证明[5]，很多药物的流通量与电流密度正相关。对皮肤施加电流不仅需要考虑离子电渗的有效性，还要注意过程中的安全性。例如，当电渗电流小于 $1mA/cm^2$ 时，即使连续电渗数个小时，皮肤的屏障功能依然不会被破坏。电渗可能引起的皮肤灼伤在中断电渗一段时间后会自动修复。但是，电流密度直接影响药物使用的安全性，在临床使用时不能无限制增大。

(2) 药物浓度

流通量与药物浓度正相关。同时，皮肤中的小离子和缓冲液中的离子也参与电荷转运，因此药物浓度对药物的传输并不是严格的正比关系。

(3) 供给室的 pH 值及离子强度

供给室的 pH 值对离子电渗系统的设计至关重要。一方面，皮肤在正常情况下带净负电荷，药物携带净正电荷更容易转运，可以通过调整供给室中的 pH 值帮助药物以单价正离子形式存在。另一方面，相比于带电药物，缓冲液中小离子转运的速度更高。为防止两者竞争，要适当调节缓冲液的离子强度(离子强度是溶液中所有离子浓度的函数)。

(4) 电极的影响

常用的电极为铂、Ag/AgCl、碳电极。使用惰性电极，如铂、不锈钢、镍、镍铁合金等，可能使水电解产生易迁移的氢离子和氢氧根离子，降低药物的电渗效率，改变电极靠近皮肤部位的 pH 值而影响电渗的进行。此外，阳极金属氧化生成的金属离子也会污染阳极区。为了克服这些缺点，必须仔细选择电极材料和药物的反离子，例如可以选用一种金属电极(如 Ag)，氧化后生成的金属离子(如 Ag^+)可与药物的反离子(如氯离子)生成沉淀(AgCl)[6]。

2.2 反离子电渗技术

反离子电渗是离子电渗的逆过程。反离子电渗可以将血液中的带电离子和部分中性物质提取来。葡萄糖也可以通过这种方式被提取到皮肤表面。反离子电渗是应用小电流来增强带电和极性、中性化合物的经皮运输。反离子电渗和离子电渗的实现方式是相似的，主要根据使用的目的进行区分。若目的是从外部向皮肤下输送物质，则称为离子电渗。若目的是从皮肤下提取物质至皮肤表面，则称为反离子电渗。当然，根据使用目的的不同，实现时施加的电流强度、作用面积和持续时间等也存在差异。

2.2.1 反离子电渗作用机制

电迁移和电渗透是反离子电渗的两个主要机制。下面讨论两者究竟是如何作用的，哪一方占据重要的作用。

反离子电渗通过对皮肤表面施加电流，使皮肤下方组织液中的带电离子和电中性物质产生定向移动。反离子电渗过程中物质迁移示意图如图 2-3 所示。图中，通路 1 表示被动运输，通路 2 表示电迁移，通路 3 表示电渗透。电子在电路循环中运转，离子在离子循环中运转。根据电荷守恒原理，电路循环中的电荷数目应当与离子循环中穿过皮肤进入电路的离子数目相同[6]。

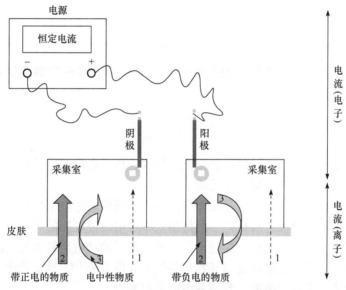

图 2-3 反离子电渗过程中物质迁移示意图[7]

1. 电迁移

电迁移是指在皮肤表面施加电流后人体组织内带电离子的经皮运输。根据法拉第定律，在稳态传输条件下，穿过皮肤的离子数目应该与电流、电流通过时间和每个离子上带有的电荷数有关[8,9]，即

$$M_i = \frac{TI_i}{Fz_i} \tag{2-3}$$

其中，M_i 为第 i 种离子的摩尔数目；T 为时间；z_i 为化学价；F 为法拉第常数，其值为 96487C / mol；I_i 为某种离子产生的电流。

在实际情况中，经常有不止一种离子穿过皮肤，所有离子的总数 M 为

$$M = \sum_i M_i = \frac{T}{F} \sum_i \frac{I_i}{z_i} \qquad (2\text{-}4)$$

总电流 I 定义为

$$I = \sum_i I_i \qquad (2\text{-}5)$$

这里引入离子传输效率的概念，即

$$t_i = \frac{I_i}{I} \qquad (2\text{-}6)$$

则有

$$M_i = \frac{t_i I T}{F z_i} \qquad (2\text{-}7)$$

根据上述概念，定义测得的提取通量 J_i 为第 i 种离子的传输摩尔数目与采样时间的比值，即

$$J_i = \frac{M_i}{T} = \frac{t_i}{F z_i} I \qquad (2\text{-}8)$$

式(2-7)说明，电迁移的强度是由电流强度、离子电渗的持续时间，以及我们关心的离子传输效率和电荷量决定的。

不同离子在电迁移过程中存在竞争关系。待提取的物质电荷量是由其本身的化学结构决定的。然而，待检离子的传输效率是由通过皮肤的所有带电离子决定的。当皮肤两端出现电场后，穿过皮肤的所有离子的总电荷量就与电源提供的电子数目相等。离子的迁移速度与其物化特性和介质有关[10]，这会产生竞争关系，即到底哪种离子能够"争取"到运载电荷的权利。

我们可以从另一个角度计算待检离子的传输效率，即

$$t_i = \frac{c_i z_i u_i}{\sum\limits_{j=1}^{n} c_j z_j u_j} \qquad (2\text{-}9)$$

其中，c_j 为各离子浓度；z_j 为化学价；u_j 为系统中离子的迁移速度。

一种离子的传输效率与其浓度有关，浓度越高，传输效率越高。同样，迁移速度越快的离子，其在所有参与传输的离子中的占比越高。但浓度与迁移速度的值都在皮肤内，想要精确地测量并不容易，式(2-9)通常仅作为一个预测工具。

在反离子电渗中，我们感兴趣的是待检物或者待检离子的含量或浓度。具体到电迁移中，只有那些能够被离子化的部分才可能迁移并被提取。此外，离子迁移速度受离子体积影响很大，离子体积越大，迁移速度越低。类比估计，对于那

些与蛋白质结合的待检物而言，只有游离部分才可以显著促进跨皮肤的电迁移。针对这一点，一种名为二苯乙内酰脲的药物可以很清楚地说明这一情况。这种药物在人体大约有 90%都与白蛋白相连。图 2-4 所示为二苯乙内酰脲的通量对比。其中，白色条代表对应底物中没有白蛋白时二苯乙内酰脲的通量，黑色条代表底物中有一定浓度的白蛋白的二苯乙内酰脲的通量。对比发现，白蛋白的存在会显著降低二苯乙内酰脲的通量[11]。

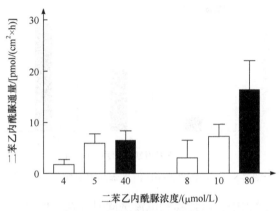

图 2-4　二苯乙内酰脲通量对比[11]

综上所述，电迁移是离子跨皮肤运输的重要机制。如果一个离子想成为运载电荷的媒介，那么它需要体积小、电荷多、浓度高，并且与蛋白质的结合不紧密。因此，在离子迁移过程中，与待检离子竞争的离子数目并不多，主要是 Na^+ 和 Cl^-。

2. 电渗透

不同于电迁移，电渗透是通过在皮肤上施加电位差，从而产生对流，使中性物质等实现经皮运输。当人体皮肤处于正常生理 pH 时，皮肤是带净负电荷的，因此更容易选择阳离子。在皮肤施加电场后，离子迁移则会在负极到正极方向引入对流或电渗溶剂流动[12]，也就是与离子迁移方向相反的方向流动。溶剂流动携带着溶于其中的溶质，因此可以加强中性或者极性分子的运输。

电渗透运输方式有几个关键的特性。首先，这种传输方式的速度依赖皮肤两端的电位梯度。其次，电渗透溶质的流量与分子大小无关，只要溶质分子不超过通道直径即可。第 i 种溶质的摩尔流量 J_i 与摩尔浓度 c_i 的关系为

$$J_i = J_{VS}c_i \tag{2-10}$$

其中，J_{VS} 为溶剂体积流量。

通过调节皮肤内外的 pH 值可以改变皮肤上的电荷，从而影响其选择性。当

然，在实际情况中，我们只能调节皮肤外的 pH 值。图 2-5 展示了不同浓度和 pH 值下苯基丙氨酸的通量[13]。可以看出，通过增加皮肤表面接触的 pH 值，我们可以增加其提取后的浓度。与之相反，若在酸性条件下，则会严重影响电渗透性能。除了 pH 值，电流强度和离子强度也是可以调控电渗透通量的参数。

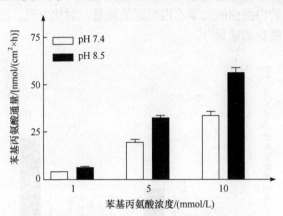

图 2-5　不同浓度和 pH 值下苯基丙氨酸的通量[13]

　　在反离子电渗过程中，电迁移和电渗透同时存在，但是两者存在差异。对于较小的离子，电迁移是主要机制。对于极性或者中性分子，由于不可能发生电迁移，因此电渗透是唯一的解释机制。反离子电渗的两种机制都取决于施加的电流，但是电渗透的依赖性要明显小得多。随着离子尺寸的增加，离子迁移速率降低电迁移的能力逐渐降低。对于阳离子，其主导机制也将变为电渗透；对于阴离子，两种机制作用都不大，可能观察不到电渗的发生[14]。

2.2.2　反离子电渗技术经典案例

　　1954 年，反离子电渗首次应用于提取钠离子和钾离子[15]。这两种目标物质的提取机理主要是电迁移。该实验在人体内进行，使用金属板作为电极，在 8.3cm^2 的皮肤表面上施加 0.5mA / cm^2 的电流密度持续 5min 或更长时间。统计近 100 个受试者在不同条件参数下钠离子和钾离子两类目标物的通量。表 2-1 统计了不同条件下目标物通量。由此可得，年龄、性别、测量位置和环境温度等因素并不会显著影响阳离子的提取。然而，在较长时间的实验中，由于阴极溶液的 pH 值从 6～7 增加到接近 11，实验结束后可以明显观察到皮肤“损伤”。其主要原因是，裸露的金属电极处发生了水的电解，进而改变阴极的酸碱度，造成皮肤损伤。部分研究人员提出使用可逆的电化学电极可以减轻损伤情况。目前常用的仍是 Ag/AgCl 电极。

表 2-1　不同条件下目标物通量[15]

项目	钾/(μmol/h)	钠/(μmol/h)	比值(钠/钾)
手掌表面	1.8±0.4	4.3±0.8	2.4±0.4
小腿背部	1.6±0.5	4.2±0.8	2.7±0.5
腹部表面	1.9±0.4	4.5±1.0	2.4±0.5
32~33℃	1.8±0.3	4.3±0.5	2.4±0.4
21℃	1.7±0.4	4.4±0.6	2.5±0.4
男性	1.7±0.5	4.3±0.8	2.5±0.3
女性	1.7±0.5	4.2±0.6	2.5±0.3
25岁以下	1.8±0.5	4.2±0.7	2.3±0.5
25~50岁	1.7±0.3	4.3±0.5	2.6±0.3
50岁以上	1.6±0.3	4.4±0.5	2.7±0.4

　　Glikfeld 等[16]发现，在相同电流作用时间下，利用反离子电渗方法提取的物质通量与皮下待检测物的浓度是线性相关的。研究发现，无论是阳离子、阴离子，还是中性、极性分子，都有这种线性关系成立。以氯尼定、茶碱和葡萄糖为代表，三种物质的电渗通量与皮下含量的关系如图 2-6 所示。氯尼定、茶碱和葡萄糖电渗通量与皮下含量呈线性关系。

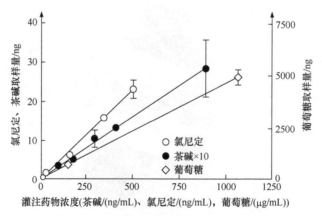

图 2-6　氯尼定、茶碱和葡萄糖电渗通量与皮下含量关系[16]

　　此后一段时间，研究热点集中在葡萄糖上。原因在于，若反离子电渗技术能用于无创血糖监测，将给广大患者带来巨大的医疗效益。研究人员进行第一次非糖尿病受试者试验后，反离子电渗无创检测血糖的概念便产生了。在葡萄糖等中性分子提取过程中，电渗透是其主要的作用机理。此外，反离了电渗技术在诊断、监测和治疗药物监测领域也得到一定的应用，如皮肤炎症诊断、苯丙酮尿症诊断等。

2.3　反离子电渗法研究现状

将反离子电渗技术应用于无创血糖监测的研究从 20 世纪 90 年代开始，然后逐渐兴起。国内外陆续进行了大量的理论研究和试验。相较而言，国外对该研究的起步更早，代表性产品为 GlucoWatch。该产品设计为戴于腕部的手表，其测试方法是先在皮肤角质层选取一块硬币大小的区域，通过电化学传感器分析渗透出的组织液中的葡萄糖来测量血糖浓度。GlucoWatch 面世后，出现许多针对其性能试验和性能优化的研究。国内也有部分课题组从事反离子电渗用于血糖检测方面的研究，并取得一定的进展。

2.3.1　反离子电渗法产品代表

GlucoWatch 是唯一同时通过 CE 认证和 FDA 批准的无创血糖监测设备，也是反离子电渗技术应用的典型代表。GlucoWatch 设备示意图如图 2-7 所示。之后的大量研究都建立在该设备的基础上。GlucoWatch 能够测量血糖值，记录血糖变化曲线，并对皮肤温度波动和出汗情况进行补偿，同时支持事件标记、数据下载等功能。

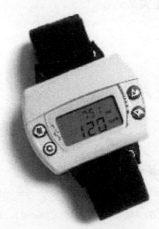

图 2-7　GlucoWatch 设备示意图

葡萄糖跨皮肤运输主要源于电渗透，而通过皮肤的离子载体大多数是 Na^+。这些 Na^+ 迁移产生对流，将葡萄糖等未带电的分子运送到阴极。GlucoWatch 原理示意图如图 2-8 所示。通过反离子电渗从皮肤中收集的葡萄糖与人体血糖基本呈线性关系。为了验证该模型的性能，试验人员对 5 个糖尿病患者进行了试验，通过电渗透提取葡萄糖，之后通过高效液相色谱(high performance liquid chromatography，HPLC)进行葡萄糖浓度的测量，用生化分析仪测量静脉血浆血糖值。结果发现，提取的葡萄糖浓度与血糖值之间的相关系数为 0.92，平均绝对相对误差(mean absolute relative difference，MARD)为 13%[17]。

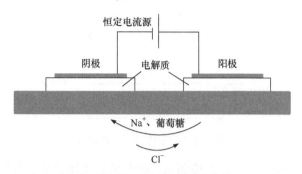

图 2-8　GlucoWatch 原理示意图

　　为了满足面向市场的实用无创血糖检测设备的要求，研发团队开发了一款定制的生物传感器，用来检测提取的葡萄糖浓度，代替 HPLC 检测。该生物传感器利用葡萄糖氧化酶，使提取的葡萄糖发生氧化，产生双氧水。双氧水进一步氧化，产生电流，通过检测电流的大小计算葡萄糖浓度。GlucoWatch 生物传感器电极组装示意图如图 2-9 所示。传感器的工作电极由铂/碳复合墨水层组成，用于检测电流。参考电极和反电极由 Ag/AgCl 层制成，反电极也作为反离子电渗的电极。生物传感器上放置水凝胶盘，葡萄糖氧化酶被溶解到这些水凝胶盘中。水凝胶盘与皮肤接触，作为生物传感器的电解质。

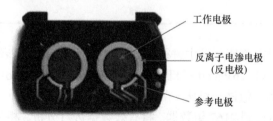

图 2-9　GlucoWatch 生物传感器电极组装示意图

　　生物传感器工作过程如图 2-10 所示。生物传感器采取交替更换阴阳极的方法来持续检测血糖。首先，在完成设备预热后，利用 0.3mA 的电流进行 3min 的反离子电渗过程，在阴极收集葡萄糖。同时，生物传感器被激活，对阴极生物传感器产生的电流进行 7min 积分计算。然后，调换两个反电极的极性，重复上述过程。完整的一次测量过程持续 10min。在计算葡萄糖读数之前，根据预先确定的标准对原始生物传感器数据进行筛选，判断数据是否可信。筛选的参数包括结果超幅、温度变化过快、排汗过量，以及数据中多余的噪声或传感器连接故障等。如果检测到这些参数存在问题，则跳过葡萄糖读数，放弃此次数据；反之，计算并显示测量值。

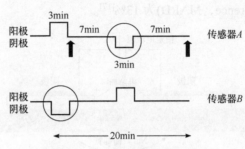

图 2-10　生物传感器工作过程

为了对 GlucoWatch 进行性能测试，公开进行两项试验，分别为医院内时行的严格控制干扰因素的临床试验和干扰因素较多的家庭环境试验。临床试验与家庭环境试验对比如表 2-2 所示。

表 2-2　临床试验与家庭环境试验对比

准确性指标	临床试验	家庭试验
平均测试误差/(mmol/L)	−1.4	−3.7
相对误差/%	15.6	18.7
$A+B$ 区占比/%	97	96
E 区占比/%	0	0
相关系数	0.88	0.85

第一项试验是在临床环境中进行的。试验招募 92 位受试者在 5 个不同的临床地点开展试验，GlucoWatch 样机共 155 台[18]。试验将 GlucoWatch 血糖数据与指血样本的血糖测量值进行对比。在后期分析中，抽取 109 台设备，共 2354 组数据，排除异常点后得到 2167 组数据。将有效数据进行分析，相关系数为 0.88；利用克拉克误差网格(Clarke error grid，CEG)进行分析，$A+B$ 区的占比达到 97%，而且没有处在 E 区的测试点，说明测试效果均在临床安全范围。此外，平均测试误差为−1.4mmol/L，平均相对误差为 15.6%。

第二项试验是在家庭环境中进行的[19]。试验招募 11 名糖尿病患者，在 3 天内共佩戴 28 台 GlucoWatch 设备。受试者接受 GlucoWatch 设备的试用练习，每小时进行一次血糖读取与真实血糖值记录，并且在试验过程中正常进行日常活动，包括锻炼等，以此考察 GlucoWatch 在家庭环境中的适用情况。采用与第一项试验相同的处理方法，排除 22%的异常数据，得到 261 组有效测试数据。相关系数为 0.85，*A+B* 区占比达到 96%，相对误差为 18.7%。总体上，测试效果要稍低于临床环境下的效果，但整体而言还是展示出良好的适用性。此外，由于家庭环境中的不确定干扰因素多且复杂，试验的异常数据占比较大。

通过以上研究，研究人员发现，在连续监测(12h)情况下，使用 GlucoWatch 能够对真实的血糖值和血糖变化趋势做出预估。其中，一位有代表性的受试者监测数据曲线如图 2-11 所示。可以发现，GlucoWatch 的测试血糖值较真实血糖有所延迟。通过互相关方法计算可得，GlucoWatch 的测试血糖较真实血糖平均延迟 18min。这个时间延迟对大多数患者来说是可以接受的，并且通过 GlucoWatch 预测血糖变化趋势时效果良好。因此，GlucoWatch 无论是对单点血糖检测，还是血糖连续变化监测均表现出良好的性能。

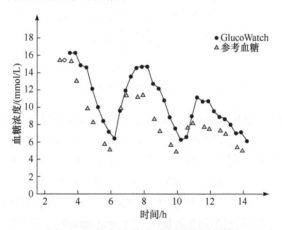

图 2-11　代表性受试者监测数据曲线

每次使用 GlucoWatch 时需要清空皮肤表面储存的葡萄糖以避免干扰，并且需要利用标准血糖仪进行采血校准。水凝胶盘中的葡萄糖氧化酶随着测试的进行会被消耗，因此需要每 12h 更换一次水凝胶盘。此外，反离子电渗技术虽然不需要进行直接的采血操作，但是长时间使用会造成受试者的皮肤刺激，因此需要一段时间进行恢复。

2.3.2　离体反离子电渗模拟研究

为了验证反离子电渗应用在无创血糖检测中的可行性，可以先在体外搭建模型，研究其渗透效果。Rao 等[20]借助其他生物皮肤模拟人体皮肤，开展研究，为反离子电渗的人体试验奠定了科学基础。

在体外搭建的反离子电渗模型中，比较经典的离体试验装置原理图如图 2-12 所示[21]。该装置被分为上下两部分，用于试验的生物皮肤固定在两部分之间。上部分是由玻璃制作和分割的电极腔室，用于放置正负电极，并收集反离子电渗得到的物质。下部分模拟皮下环境，注入端口和水浴端口保证流体能够持续流动和收集，下部分腔室顶部的通道与底下的收集液混合，以保证皮肤的湿润。装置设计成两部分，可以实现电极和皮肤结构的物理和电隔离，从而近似活体试验环境。电极放置在电极腔内，并浸泡在适当的电解液中。电极采用 Ag/AgCl 材料电极。

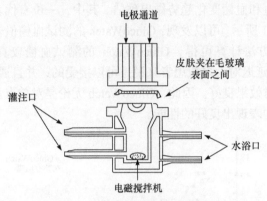

图 2-12　离体试验装置原理图[21]

Rao 等采用雌性老鼠的全层皮肤(包括角质层)作为模拟人体皮肤。电极室和水浴室中的电解质是含有 25mmol/L 的 HEPES(4-羟乙基哌嗪乙磺酸，是一种氢离子缓冲剂，能较长时间地控制恒定的 pH 值范围，无毒性)和 133mmol/L NaCl 的溶液，pH 值为 7.4。试验用的葡萄糖溶质利用 [14]C 标记，并加入下腔室的电解质溶液中。通过反离子电渗法作用 2h，测定电极室中的放射性。[14]C 的放射化学纯度定量检测通过薄层色谱法(thin layer chromatography，TLC)实现。

除了利用 [14]C 标记来检测葡萄糖含量，Rao 团队先后设计改进了两种葡萄糖生物传感器方法，使用电化学检测方法进行重复试验，并分析了两种电极的作用效果。

首先，使用铂葡萄糖氧化酶电极。葡萄糖与酶通过特异反应产生葡萄糖酸和过氧化氢。然后，过氧化氢在铂电极上氧化成水和氧气，产生与原始葡萄糖浓度成正比的电流，通过电流大小预估待测物浓度。该系统对葡萄糖的响应是高度特异和敏感的。铂电极葡萄糖浓度检测响应曲线如图 2-13(a)所示，产生的电流大小与提取的葡萄糖浓度在微摩尔葡萄糖浓度范围内呈良好的线性。但是，在 0.7V 电位下，铂表面会直接电解生成其他物质，造成干扰。

另一个是铜电极。在改性的铜表面，葡萄糖可以在较高的 pH 值环境下被氧化。高 pH 值环境可以增强铜与羟基的结合，通过氧化还原反应产生氧化电流，因此电流强度与溶质中包含羟基的分子浓度成比例。该传感器系统的灵敏性较高，铜电极葡萄糖浓度检测响应曲线如图 2-13(b)所示。改进后的铜电极对葡萄糖不是特异的,而是对具有多个羟基的有机物进行氧化。两种电极方案均可为重复的葡萄糖检测试验提供参考。

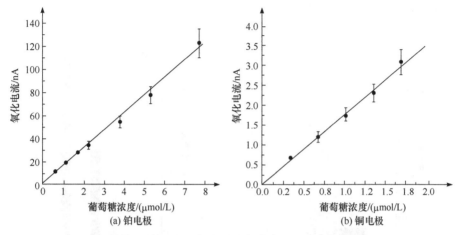

图 2-13 铂电极和铜电极葡萄糖浓度检测响应曲线

在使用放射性物质 ^{14}C 进行葡萄糖标记检测时,进行多次重复试验。两极标记物浓度对比如图 2-14 所示。其中,阳极室中监测到的放射性水平远高于阴极。由于人体皮肤带净负电荷,在反离子电渗过程中,葡萄糖理论上会在阴极处积聚,其结果与反离子电渗原理模型预测的结果差异很大。对这一现象的合理解释是,葡萄糖通过电渗来到皮肤表面,而皮肤表面存在葡萄糖代谢酶,从而生成对应带负电的代谢物[22],如乳酸根和丙酮酸根。通过与皮肤的相互作用,这些带标记的代谢物被阳极吸引,导致阳极标记物含量上升。研究人员对比了不同皮下葡萄糖浓度对应的表面采样浓度,结果如图 2-15 所示。可以发现,虽然阳极占了不少检测物,两个电极的标记物浓度还是能比较线性地反映真实的皮下葡萄糖浓度。之后,通过两类不同电极的传感器进行重复试验,也验证了这种思路。

Rao 等[20]的研究表明,反离子电渗与适当的分析型生物传感器相结合,有可能为葡萄糖监测提供一种新颖、非侵入性、高特异性、高敏感性的方法。他们基于此开发了一套系统,利用该系统可以非侵入性地从皮下组织提取葡萄糖,并准确地测量提取的葡萄糖浓度。结果显示,在皮下葡萄糖浓度范围为 1~18mmol/L 时,提取葡萄糖水平与真实的浓度存在滞后时间。该结果也体现了反离子电渗用于无创血糖检测的一个重要特点。

除此之外,还有许多体外反离子电渗的研究工作值得借鉴。大部分体外研究表明,该方法用于血糖检测是可行的,但是反离子电渗监测血糖在人体上是否同样适用还不确定。反离子电渗技术由体外转移到人体涉及如下几个问题。

① 该方法的体内可接受性和再现性。
② 优化提取过程的动力学。
③ 该方法对血糖水平变化的响应速度。

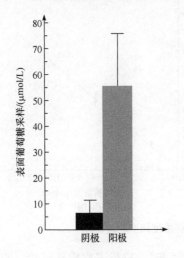

图 2-14　两极标记物浓度对比[20]　　　　图 2-15　不同皮下葡萄糖浓度对应的表面
　　　　　　　　　　　　　　　　　　　　　　　　　采样浓度[20]

在连续血糖监测过程中,我们希望实际测量具有大约 10min 或更短的响应时间。反离子电渗法的延迟时间在 15min 左右,其延迟对该技术用于需频繁测量的血糖跟踪是可以接受的。

2.3.3　人体反离子电渗研究

在其他条件一致时,从皮肤表面提取的葡萄糖的量与皮下葡萄糖浓度成正比,这种假设已经在体外实验被明确证明了。我们需要把该方法运用到人体。人体环境比在体外搭建的模型更加复杂多变。基于此,经过体外模拟试验后,将研究转到人体环境,希望在人体上应用该方法。将该技术应用于人体时,需要考虑组织液在人体皮肤表面提取的可重复性、电流作用的大小和时间,验证提取的葡萄糖浓度和血糖浓度的相关性。

Rao 等对人体开展了验证试验,招募健康的受试者开展试验,选取的皮肤区域为手臂。借鉴以往的研究经验,设计了两代设备。第一代设备的两个电极室的材料为玻璃,每个电极室通过一个玻璃盖插入电极,电极为 Ag/AgCl,如图 2-16(a)所示。两个电极室通过硅脂涂层粘附在皮肤上,两个塑料盖上分别开小孔,填充 0.55mL 电解质。

第二代设备使用的表面积大大增加,提取过程的效率显著增加。提取设备的结构示意图如图 2-16(b)所示。收集室是面积为 $10\,cm^2$ 的薄而柔软的塑料装置，但是仍然保持 0.55mL 的体积。电极是带状的 Ag 箔，在其表面电镀一层 AgCl，带状电极的下表面用电工绝缘胶带覆盖，以确保电极和皮肤之间没有电接触。

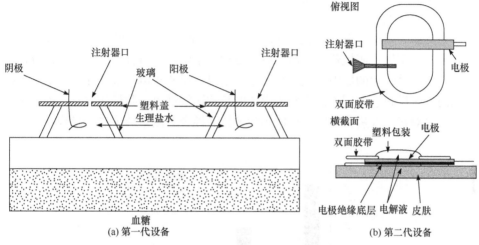

图 2-16　提取设备的结构示意图[23]

将两个电极室并排放置在前臂尺侧上，距离在 2cm 左右。因为皮肤的电阻远大于电极室中电解质的电阻，所以溶液-皮肤界面是等电位表面。整个收集室区域存在恒定的电流分布。

由于试验在人体上开展，需要考虑人体的承受力和舒适度等因素，因此电源的选择十分重要。试验人员采用定制的计算机控制电源，电流控制在 $0.25\text{mA}/\text{cm}^2$。为了避免不必要的刺激造成受试者的不适，当电源被打开时，电流在 30s 内缓慢斜升到其最终的恒定值。为确保受试者的安全，每秒测量一次两个电流传输电极上的压降，并显示在电脑屏幕上。如果电压差超过 25V，则试验结束。

试验中的关键变量是葡萄糖的提取时间。使用反离子电渗估计血糖时，需要一定时长的电渗透才可以。在特定时间段内提取的葡萄糖会累积起来。我们假设该累积量与同一时间间隔内的平均血糖水平直接相关。缩短提取时间可以提高方法的分辨率，但是会减少葡萄糖的提取量，同时会对样品的分析提出更高的要求。因此，提取时间应该大致保持在 5~60min。试验开始前，需要去除皮肤残余葡萄糖，将皮肤部位与 0.1mol/L NaCl 保持接触 60s，然后将对应的电解液移除，施加电流时替换新的电解液。

试验发现，虽然设计了电流渐进式增加方案来减少人体的不适，但是当电流强度达到 $0.25\text{mA}/\text{cm}^2$ 时，所有的受试者均反映出现疼痛感，并且阳极处的痛感更强。随着时间推移，痛感有所减轻。根据受试者的反馈信息，在接触面积较大的电极室下的疼痛感较大，原因可能是通过的总电流较高，更多的皮肤疼痛感受器被激活。反离子电渗长时间作用后，将导致电极室下方的皮肤部位变得略带红色，并在电流终止后持续 10~60min，严重的会持续若干天。这一点也是反离子电渗的缺陷之一。在这个层面上，甚至可以认为该方法也是有创的，或者说存在一定程度的"副作用"。

在受试者中选取三位代表，受试者试验 1h 结果示意图如图 2-17 所示。1h 反离子电渗作用后，阴极葡萄糖的提取率要远高于阳极，符合理论预期。造成葡萄糖提取量波动较大的原因在该研究中没有给出。反离子电渗效率在每个个体中都不相同，这反映了不同个体皮肤的净负电荷和运输钠离子数量的差异。该方法的应用需要对每个人进行标定，个体的状态特异性会对测量结果造成影响。

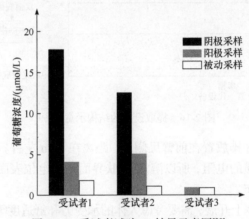

图 2-17 受试者试验 1h 结果示意图[20]

由于皮肤的角质层中也存在自身生成的葡萄糖，这部分葡萄糖的水平与全身浓度无关，可以把这部分葡萄糖理解成被动运输的部分。皮肤表面存在的电解液对角质层的葡萄糖起到稀释作用。最初角质层自身带有的葡萄糖占多数，随着时间的推移，其含量逐渐减少。通过重复更换电解液，采集被动运输含量。一段时间后，葡萄糖的累积量应随时间的平方根线性增加。皮肤被动运输葡萄糖提取积累量与时间平方根的关系如图 2-18 所示。

试验期间被动提取的葡萄糖的累积量 M_p 定义为

$$M_p = A_s C_{sc} \sqrt{D_s \frac{t}{\pi}} \tag{2-11}$$

其中，A_s 为接触面积；C_{sc} 为角质层的分析物浓度；t 为时间；D_s 为扩散率[24]。

电转运条件下提取的葡萄糖的累积量 M_a 为

$$M_a = A_i J_i t + M_p \tag{2-12}$$

其中，A_i 为反离子电渗提取发生的皮肤面积(推测其远小于 A_s)；J_i 为恒定电流下反离子电渗的通量。

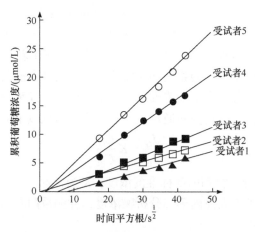

图 2-18　皮肤被动运输葡萄糖提取累积量与时间平方根的关系[23]

随着时间 t 增加，C_{sc} 下降，式(2-12)最终剩余第一项。葡萄糖累积量与时间直接成比例，反离子电渗提取的葡萄糖成为主导。

2.3.4　内部标准研究现状

GlucoWatch 的出现引发了对反离子电渗方法的研究热潮。由于 GlucoWatch 在每次使用前，需要利用指尖血血糖仪来校准，从这个意义上来说，GlucoWatch 并不是完全无创的。我们知道，反离子电渗提取的血糖与血液血糖存在线性关系，但是具体的线性表现形式，或者说线性关系的系数未确定，并且提取的葡萄糖含量相对较低。以 GlucoWatch 为例，每个周期的提取物与血液血糖浓度相比，浓度只有后者的 1/400 左右。针对这一不足，Numajiri 等[25]在 1993 年提出内部标准(internal standard，IS)的方法。该方法将检测的体内不变量作为标准，估计人体血糖值。

反离子电渗运输的待测物质浓度取决于电场的强度和持续时间。电迁移是小分子带电离子的主要运输方式。每个离子对电荷运输的贡献称为传输效率，其总和等于 1。根据法拉第定律，反离子电渗电路中每个离子的通量为

$$J_i = \frac{M_i}{T} = \frac{t_i}{Fz_i}I \tag{2-13}$$

其中，J_i 为第 i 种离子的传输摩尔数目与采样时间的比值；t_i 为该离子的传输效率；F 为法拉第常数；z_i 为该类离子的化合价。

t_i 与该物质的浓度 C_i 近似成正比。电渗透是不带电分子和高分子量物质的主要输送机制。

浓度为 C_i 的溶质的电渗透摩尔通量为

$$J_i = J_{vs}C_i \tag{2-14}$$

其中，J_{vs} 为电渗透体积流量，与皮肤 pH 值和电场强度相关。

我们可以通过式(2-13)和式(2-14)实现通量的测量。在这个过程中，物质的传输是非特异性的，所以许多离子和小的不带电荷的物质(除了葡萄糖以外)通过施加的电场在皮肤上移动。我们希望同时监测提取到皮肤上的两种物质，即葡萄糖和第二分析物。第二分析物生理浓度已知且基本固定。如果分析物和内部标准的离子电渗输送彼此独立，它们的通量 J_G 和 J_{IS} 应该服从以下关系，即

$$\frac{J_G}{J_{IS}} = K\frac{C_G}{C_{IS}} \tag{2-15}$$

其中，C_G 和 C_{IS} 为分析物和内部标准的浓度；K 为常数。

我们只要确定了个人体内第二分析物浓度，并测量两者的通量，便可以确定体内的血糖浓度。

这个想法能否成功取决于分析物和内部标准及离子电渗输送的独立性。换句话说，该方法适用的前提是目标物 G 渗透引起的变化(如系统浓度的下降)不能通过内部标准的增加而得到补偿。研究人员使用谷氨酸盐作为阴离子内部标准物，利用反离子电渗法提取丙戊酸钠[26]，成功证明了该方法的可行性。研究结果包含如下几个方面。

① 丙戊酸钠的提取通量随着其皮下浓度呈线性变化。

② 随着丙戊酸盐浓度波动，谷氨酸盐的提取通量保持恒定。

③ 当谷氨酸浓度固定，丙戊酸浓度变化时，丙戊酸盐与谷氨酸盐提取通量的比例与他们的皮下浓度比成正比。

接下来介绍以钠离子和其他中性物作为内部标准的研究现状，同时介绍该方法的原理和研究进展。

钠离子作为阳极-阴极方向上的主要电荷载体是内部标准的首选。体外试验证明，即使当皮下钠离子浓度在其最大生理范围内变化时，式(2-15)也是成立的。Sieg 等[27]在 2004 年开展了相关的研究。他们共招募了 14 名无皮肤病史的非糖尿病受试者，年龄范围为 25~39 岁，其中男性 4 名，女性 10 名。

试验使用的两个电极室由两个直径为 1.6cm、表面积为 2cm² 的圆柱形玻璃组成，并用泡沫胶带固定在受试者的前臂。在阳极室中填充 1.2mL 含有 100mmol / L NaCl 的缓冲液(pH 值 8.5)，阴极室仅含相同体积的缓冲液，电流密度为 0.3mA / cm²，试验共通电 5h。在电流开始后每 15min，收集阴极溶液并用 1.2mL 新鲜缓冲液代替。样品获取后立即冷冻直至分析。

通过 2.5h 的反离子电渗作用，建立稳态电渗流，排空存储在皮肤的葡萄糖。

随后受试者摄入富含碳水化合物或 75g 葡萄糖溶于 300mL 水的膳食，以便引起血糖的显著变化。在此之后，使用常规血糖检测仪每 15min 进行一次血糖测量。用脉冲安培检测法对葡萄糖进行定量测量，通过抑制电导检测的阳离子分离方法对钠离子定量测量。测量覆盖的线性范围为葡萄糖 0～30mmol/L、钠离子 0～5mmol/L。通过对每个采集间隔收集的物质进行电渗通量的测量，将每个采集时段的中点记录为采集时间点。

　　每个试验的平均钠离子通量由 12 次重复测试结果的平均值确定。对不同受试者进行 6 次试验，通过协方差分析，计算 K 的常见值。K 的个体值通过线性回归确定。

　　三名受试者的血糖跟踪检测记录如图 2-19 所示。葡萄糖反离子电渗提取通量变化趋势与全身葡萄糖浓度的变化趋势相同。在接受口服葡萄糖的受试者中，提取通量和血糖浓度之间的时间延迟较明显[28]。

　　将葡萄糖通量、钠离子通量和 K 值等信息汇总为表 2-3。通过反离子电渗法进行准确的葡萄糖测量需要足够的提取通量。当葡萄糖通量小于 5μL/h 时(受试者 6～9)，仅发现中等或较差($R^2 < 0.53$)的与血浆葡萄糖的相关性，而受试者 1～5 的测试表现出良好的相关性。如图 2-19 所示，钠离子通量在反离子电渗法作用开始 30min 后稳定，并且在整个试验过程中保持稳定，不随血糖的变化而变化。钠离子浓度在 125～145mmol/L 的生理范围内，不受血浆其他阳离子浓度变化的影响。因此，低血糖或高血糖期间，全身钠浓度的改变预计不会影响钠作为内部标准的有效性。

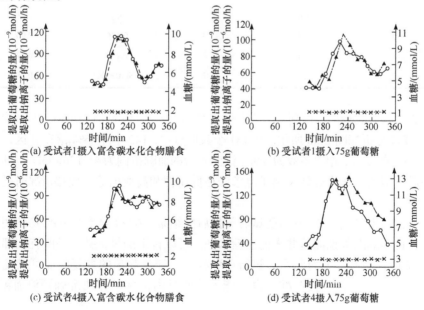

(a) 受试者1摄入富含碳水化合物膳食　(b) 受试者1摄入75g葡萄糖
(c) 受试者4摄入富含碳水化合物膳食　(d) 受试者4摄入75g葡萄糖

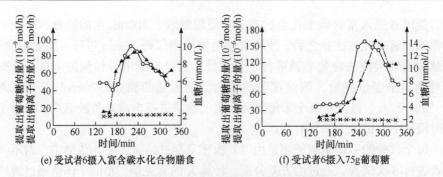

(e) 受试者6摄入富含碳水化合物膳食　　　(f) 受试者6摄入75g葡萄糖

○ 血糖浓度　　▲ 葡萄糖通量　　× 钠离子通量

图 2-19　三名受试者的血糖跟踪检测记录

表 2-3　葡萄糖通量、钠离子通量和 K 值等信息汇总[27]

受试者	葡萄糖通量/ (μL / h)	钠离子通量/ (μmol / h)	K 值	决定系数 R^2
1	10.9	11.8	0.137	0.95
2	12.5	12.1	0.110	0.90
3	10.5	12.8	0.114	0.85
4	10.3	13.3	0.105	0.80
5	9.4	11.8	0.136	0.90
6	1.1	12.7	0.007	0.47
7	0.5	12.9	0.023	0.53
8	1.3	12.5	NS	<0.1
9	1.0	10.7	NS	<0.1
10	8.5	11.9	0.136	0.90
11	8.4	13.2	0.280	0.57
12	11.2	12.7	NS(无意义)	0.25

　　通过以上试验可以得到一个常见的 K 值(0.12)。以该 K 值为定值，与指尖血糖值的 CEG 分析如图 2-20 所示。在 181 个数据点中，142 个(78.5%)落在 A 区，39 个(21.5%)落在 B 区，相关系数为 0.96，试验涵盖的血糖范围为 4~13mmol / L。因此，需要做更多的工作来确认反离子电渗法在低血糖和高血糖等更极端情况时是否保持稳健。

　　上述结果是剔除 6~9 号受试者数据后的结果。6~9 号受试者的 K 值明显更小，并且不能准确预测这些人的血糖水平。可以肯定的是，并不是所有人都适用一个 K 值，因此需要对每个人进行单独校准。通过简单的重复验证可以发现，即使对每个人进行单独校准，也可能无法通过内部标准方法准确预测血糖。

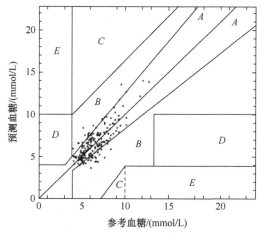

图 2-20 定值 K 条件下血糖预测情况

研究人员认为,钠离子不能普适作为内部标准的原因在于,钠离子和葡萄糖跨皮肤运输的机理不同。更合适的内部标准可能是另一个通过相同电渗机制转运的中性物质,即任何改变皮肤电荷的效应都会同时改变葡萄糖和内部标准物的提取。钠离子作为穿过皮肤的主要电荷载体对皮肤电荷的差异不是非常敏感。因此,钠离子可能不是一个完美的内部标准物。

除了钠离子内部标准研究,Delegado-Charro 等[28,29]同样也对其他中性内部标准的选择进行了研究。他们主要开展了以下两方面的研究工作。

① 通过控制模拟皮肤两侧的 pH 值改变皮肤通透性,研究对钠离子和葡萄糖的提取是否同时发生变化,并评估这些变化对参数 K 稳定性的影响。

② 研究其他不同中性物质作为葡萄糖提取的内部标准,要求分析物和内部标准都是通过电渗透作用跨皮肤运输的。在不同的电解质下进行重复试验,评价这种方法的鲁棒性。

按照以上研究思路,他们在体外开展了试验,并搭建图 2-21 所示的模拟装置。试验用到的皮肤样本取自 4 只不同的猪。恒定电流大小为 $0.5mA/cm^2$,电极同样采用 Ag/AgCl,试验时长为 6h。

他们尝试在不同的 pH 值环境下试验,内部标准试验数据汇总如表 2-4 所示。当 pH 值从 7.4 变为 8.5 时,葡萄糖和钠离子的运输通量都变化较小。当与皮肤接触介质的 pH 值降低到 6.3 后,葡萄糖的通量减小到原来的约 50%,钠离子的通量减小到原有的约 75%,K 值有较大幅度的下降。在正常的生理条件下,钠离子运输数量反映皮肤上的净负电荷含量。由于这种阳离子的选择性,电渗透在阳极-阴极方向上进行。然而,如果溶液的 pH 值降低到 4,钠离子的运输量将减少 40%。电渗透流在阴极方向完全衰减,电渗透方向改变为阴极-阳极。也就是说,皮肤净电荷的改变对对流流动的影响要比对电迁移的影响大得多。

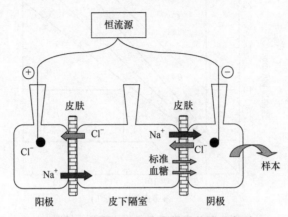

图 2-21   内部标准研究的模拟装置示意图

表 2-4   不同 pH 值环境下内部标准试验数据汇总

皮下/电极室 pH 值	葡萄糖通量/ [nmol / (cm² · h)]	钠离子通量/ [μmol / (cm² · h)]	K 值
6.3/6.3	27.4 ± 8.6	8.0 ± 0.3	0.045 ± 0.014
7.4/7.4	54.3 ± 5.5	10.7 ± 0.7	0.068 ± 0.007
8.5/8.5	56.8 ± 4.0	11.5 ± 1.2	0.066 ± 0.005
7.4/8.5	56.4 ± 9.4	11.7 ± 0.7	0.064 ± 0.007

从以钠离子作为内部标准的试验可以看出,在改变皮肤选择渗透性的条件下,阴极提取的葡萄糖通量是不同的,观察到的通量比具有高变异性。基于此,Sieg 等希望寻找其他的中性物质作为内部标准。用甘露醇、甘油、尿素和蔗糖从理论上能获得恒定的通量比,它们与葡萄糖的运输机理相同。

在不同的溶液环境下,分别将尿素、钠离子、蔗糖等物质作为内部标准进行 K 值估计,结果如表 2-5 所示。如果 K 大于 1,葡萄糖的传输量高于该标准物质,反之表示内部标准物质比葡萄糖能够更有效地提取。观察发现,内部标准物质的改变对 K 有显著的影响,其值随着内部标准物质分子量的增加而增加。

表 2-5   不同物质内部标准 K 值数据

物质	分子量	pH 值 8.5 + 30mmol/L NaCl	pH 值 8.5 + 30mmol/L NaCl + 缓冲液	pH 值 8.5 + 100mmol/L CaCl₂	pH 值 6.3 + 30mmol/L NaCl
钠离子	23	0.064 ± 0.007	—	—	0.045 ± 0.014
尿素	60	0.61 ± 0.04	0.71 ± 0.05	0.51 ± 0.11	0.47 ± 0.03

续表

物质	分子量	pH 值 8.5 + 30mmol/L NaCl	pH 值 8.5 + 30mmol/L NaCl + 缓冲液	pH 值 8.5 + 100mmol/L CaCl$_2$	pH 值 6.3 + 30mmol/L NaCl
甘油	92	0.75 ± 0.05	$0.79 + 0.05$	0.71 ± 0.06	0.74 ± 0.03
甘露醇	182	0.92 ± 0.01	0.92 ± 0.02	0.95 ± 0.04	0.95 ± 0.03
蔗糖	342	0.98 ± 0.06	1.00 ± 0.06	1.19 ± 0.12	1.20 ± 0.15

甘露醇作为葡萄糖的一种异构体，以与葡萄糖相同的速度进行反向离子电渗提取。在所有试验条件下，其 K 值接近于 1。尿素(分子量 60)的运输量明显高于葡萄糖，其 K 值小于 1 且在不同的环境条件下有显著的差异。甘油(分子量 92)表现不如甘露醇与尿素。蔗糖(拥有最高的分子量，几乎是葡萄糖的两倍)对阴极配方成分敏感，同时其对应的 K 值基本维持在 1 左右。

在中性内部标准的选择上，甘露醇和甘油 K 值的波动很小，但是甘露醇的生理水平过低($34 \pm 18 \mu mol/L$)，甘油的含量在系统中并不稳定($120 \pm 65 \mu mol/L$)[30]。尿素和蔗糖 K 值的偏差会大一些，但是蔗糖在血液中的含量较低，并不适合用作内部标准。

尿素的表现优于钠离子，并且其提取主要是通过与葡萄糖相同的机制实现的。造成 K 值波动的一个原因在于，不同情况下被动运输差异的干扰。从这个角度出发，可以考虑对计算模型进行适当修改或者补偿。此外，尿素在血液中的浓度相对稳定、足够高，能够实现快速平衡，因此可以作为内部标准的主要候选物质。

2.3.5 国内研究现状

相比国外对该项技术应用的研究，国内的相关研究起步较晚。国内的一些研究小组对采用反离子电渗技术的无创血糖仪进行了大量的改进。例如，刘洋洋[31]基于反离子电渗方法实现了组织液血糖的提取。他们使用的装置具有恒流源和可调的恒压源电路，并且与传统血糖仪监测结果的相关性高达 0.998。贺银增等[32]、肖宏辉等[33]开发了一款腕式设备，并使用低功耗主控芯片来降低仪器的功耗，同时增强了其电渗透能力。Chen 等[34]提出将柔性电极材料和超薄皮肤传感器相结合，利用反离子电渗技术估计血糖值。

肖宏辉等设计了一款基于 MSP430F1611 芯片的低功耗血糖仪，配合自制的三电极葡萄糖传感器，实现了对组织液葡萄糖的无创提取和低浓度葡萄糖的检测。动物试验结果表明，该仪器可进行反离子电渗和血糖检测。在葡萄糖浓度为 $5 \sim 200 \mu mol/L$ 范围内，设备的响应电流与葡萄糖浓度呈现良好的线性关系，线性相关系数为 0.9979。此外，他们还设计了驱动电路和血糖监测显示电路。反离子电渗无创血糖检测硬件电路示意图如图 2-22 所示。

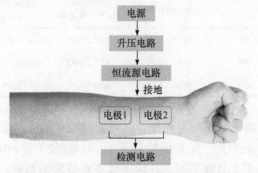

图 2-22　反离子电渗无创血糖检测硬件电路示意图

利用该设备在小型猪上进行模拟测试，取得了良好的试验结果。响应电流与葡萄糖浓度的线性拟合如图 2-23 所示，相关系数达到 0.9979。

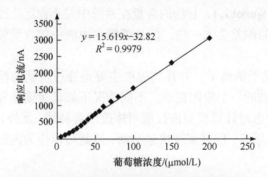

图 2-23　响应电流与葡萄糖浓度的线性拟合

肖宏辉等[33]针对反离子电渗血糖监测技术，进行了硬件和传感器的设计与改进，实现了高精度和低噪声的整体测试效果。在传感器方面，他们采用以锇离子聚合物为介质的高灵敏度葡萄糖酶传感器。这有利于排除其他电渗产物的干扰，使表面修饰的凝胶层形成相对稳定的溶液环境。传感器和电极组合示意图如图 2-24 所示。

在反离子电渗过程中，肖宏辉等[33]设计的反离子电渗电路如图 2-25 所示。他们用该电路来判断葡萄糖提取过程的数据是否有效，无效点被自动去除。此外，他们还对传感器后端电路进行了完整的设计和改进，并提出一套完整的血糖浓度计算方法。

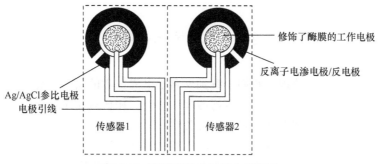

修饰了酶膜的工作电极

反离子电渗电极/反电极

Ag/AgCl参比电极
电极引线

传感器1　传感器2

图 2-24　传感器和电极组合示意图

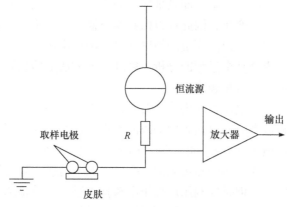

恒流源

取样电极　R　放大器　输出

皮肤

图 2-25　反离子电渗电路

　　冯雪等设计的柔性生物血糖检测传感器如图 2-26 所示。该系统由柔性生物相容性纸电池和超薄皮肤生物传感器组成。纸电池首先附着在皮肤上，葡萄糖通过反向离子电渗提取到皮肤表面。传感器通过促进动脉端血管内血糖的再过滤，减少静脉端再吸收。血管内的血糖被"逐出"血管，并运送到皮肤表面。血糖测量结果与静脉血浆血糖的相关系数高于 0.90。该工作将反离子电渗技术与柔性传感器结合，实现了可穿戴式的血糖检测。

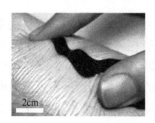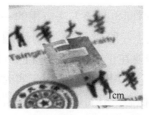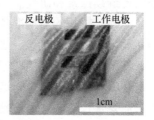

图 2-26　柔性生物血糖检测传感器

2.4　本章小结

通过以上介绍和梳理，我们了解到反离子电渗技术的研究日趋成熟。不少研究结果显示了该方法检测血糖的可行性和准确性。相比该技术优势，目前反离子电渗方法有以下不足或者技术难点需要关注。

一方面是分析上的困难。反离子电渗相对于被动运输效果十分明显，也很容易推广，但收集到的待检物浓度依然不高，浓度为稀释前的 1/100～1/10，对之后的化学分析提出了很高的要求，而且采样时间也较长，甚至采样过程中的生理系统可能已经发生了实质变化，因此难以做到实时监测。这正是其难以应用于血糖检测的主要原因。因此，提高测量的精确度是该项技术更好落地应用的前提，研究人员应该致力于提高整个过程的分析灵敏度。该方法的检测限越低，那么该项技术的适用面和适用人群将越广。

另一方面，反离子电渗技术仍然会对受试者造成损伤。研究表明，可以直接通过增加收集面积或者时间以达到检测限的要求。但是，这些因素的增加会给受试者带来更多的不适感。因为增大电极作用面积不仅会对分析方法提出更高要求，同时会使更多的皮肤伤害感受器被激活，受试者的不适感会随之增强。离子电渗给药的过程是短暂的，但是要利用反离子电渗技术进行血糖检测。考虑检测的延迟性和有效信息获取的时间，一次检测时间往往过长，受试者皮肤会因长时间通电造成损伤，导致皮肤红肿。虽然这种损伤并不严重且短时间内可以恢复，但是也限制了其在连续血糖检测上的使用。此外，通过调节电流强度，可以缩短采样时间，但是为了实现人体测量，电流强度不能超过 $0.5mA/cm^2$。每次提取的时间都应该足够长，以使分析物浓度能达到检测下限。反离子电渗法本身只能对一段时间内的待检测物质浓度进行估计。因此，部分研究者认为，反离子电渗技术用于血糖检测的方法是一种微创的检测法。该方法最终能否继续发展，接近无创，还需要继续探索和研究。

此外，较长的前期准备时间也是该方法应用的一大障碍。由于皮肤上往往累积了待检物，因此需要通过一段时间的被动运输消耗原有物质。例如，在GlucoWatch 使用过程中，需要在正式测试前进行 2h 以上的准备时间，清空皮肤中贮存的葡萄糖。但是，这个过程明显不适用于实时的血糖检测跟踪。反离子电渗法需要很长时间才能达到稳态，并且时间长度与待检物的种类、浓度、主导机制都有关系。

目前，反向离子电渗提取分析物的方法需要采血校准，会严重影响该技术的推广。内部标准的研究或许能够解决该问题。本章介绍了当前内部标准的研究现状。钠离子是研究较多的内部标准的选项，但是钠离子作为内部标准时波动较大，不同环境、不同个体间存在不同程度的差异。有研究者提出，以尿素等中性物作为内部标准优于钠离子，但是进一步的研究和试验工作还有待开展。

反离子电渗法的最新进展证实了其巨大的潜力。GlucoWatch 的批准和商业化代表该技术成为第一个真正的无创血糖监测设备的重要里程碑。该方法的价值很容易理解，作为一种切实可行的方法，可以改善患者群体的护理质量。未来，有希望应用反离子电渗法实现更快速、更准确、更少损伤的血糖检测和跟踪。

参 考 文 献

[1] 高见曙, 高建青, 张丽菊. 药物经皮离子电渗的影响因素. 中国药学杂志, 1996, 31(1): 6-9.

[2] 李丁, 程志红, 吴闻哲. 离子电渗给药技术的研究进展. 中国新药杂志, 2011, (5): 411-416.

[3] Riya B, Rachmi T, Bozena M. Transdermal iontophoresis. Expert Opinion on Drug Delivery, 2006, 3(1): 127-138.

[4] Clemessy M, Couarraze G, Herrenknecht C. Iontophoresis, an alternative to passive transdermal delivery analysis of physicochemical mechanisms. STP Pharma Sciences, 1991, 1(1): 24-37.

[5] Lelawongs P, Liu J C, Siddiqui O, et al. Transdermal iontophoretic delivery of arginine-vasopressin (I): physicochemical considerations. International Journal of Pharmaceutics, 1989, 56(1): 13-22.

[6] Sage B H. Model systems in iontophoresis-transport efficacy. Acta Pharmaceutica Nordica, 1992, 4(2): 265-287.

[7] Leboulanger B, Guy R H, Delgadocharro M B. Reverse iontophoresis for non-invasive transdermal monitoring. Physiological Measurement, 2004, 25(3): R35.

[8] Gallo R L. Transdermal drug delivery: development issues and research initiatives. Archives of Dermatology, 1989, 125(10): 1449.

[9] Phipps J B, Gyory J R. Transdermal ion migration. Advanced Drug Delivery Reviews, 1992, 9(2-3): 137-176.

[10] Scott E, Phipps J B, Gyory J R, et al. Electrotransport Systems for Transdermal Delivery: A Practical Implementation of Iontophoresis. New York:Marcel Dekker, 2000.

[11] Leboulanger B, Aubry J M, Bondolfi G, et al. Reverse iontophoretic monitoring of lithium in vivo. International Congress of Therapeutic Drug Monitoring and Clinical, 2003, 25(4): 499.

[12] Pikal M J. Transport mechanisms in iontophoresis I. A theoretical model for the effect of electroosmotic flow on flux enhancement in transdermal iontophoresis. Pharmaceutical Research, 1990, 7(2): 118-126.

[13] Merino V, López A, Hochstrasser D, et al. Noninvasive sampling of phenylalanine by reverse iontophoresis. Journal of Controlled Release, 1999, 61(1-2): 65-69.

[14] Santi P, Guy R H. Reverse iontophoresis-parameters determining electroosmotic flow: I. pH and ionic strength. Journal of Controlled Release, 1996, 38(2): 159-165.

[15] Benjamin F B, Kempen R, Mulder A G, et al. Sodium-potassium ratio of human skin as obtained by reverse iontophoresis. Journal of Applied Physiology, 1954, 6(7): 401-407.

[16] Glikfeld P, Hinz R S, Guy R H. Noninvasive sampling of biological fluids by iontophoresis. Pharm

Res, 1989, 6(11): 988-990.

[17] Tierney M J. Glucose Monitoring By Reverse Iontophoresis. New York: Springer, 2000.

[18] Garg S K, Potts R O, Ackerman N R, et al. Correlation of fingerstick blood glucose measurements with GlucoWatch biographer glucose results in young subjects with type 1 diabetes. Diabetes Care, 1999, 22(10): 1708.

[19] Tamada J A, Garg S, Jovanovic L, et al. Noninvasive glucose monitoring: comprehensive clinical results. Jama the Journal of the American Medical Association, 1999, 282(19): 1839-1844.

[20] Rao G, Glikfeld P, Guy R H. Reverse iontophoresis: development of a noninvasive approach for glucose monitoring. Pharmaceutical Research, 1993, 10(12): 1751-1755.

[21] Glikfeld P, Cullander C, Hinz R S, et al. A new system for In vitro studies of iontophoresis. Pharmaceutical Research, 1988, 5(7): 443-446.

[22] Freinkel R K. Metabolism of glucose-C-14 by human skin In vitro1. Journal of Investigative Dermatology, 1960, 34(1): 37-42.

[23] Rao G, Guy R H, Glikfeld P, et al. Reverse iontophoresis noninvasive glucose monitoring in vivo in humans. Pharmaceutical Research, 1995, 12(12): 1869-1873.

[24] Crank J . The mathematics of diffusion. WSEAS Transactions on Systems and Control, 1975, 8(3): 625-626.

[25] Numajiri S, Sugibayashi K, Morimoto Y. Non-invasive sampling of lactic acid ions by iontophoresis using chloride ion in the body as an internal standard. Journal of Pharmaceutical & Biomedical Analysis, 1993, 11(10): 903-909.

[26] Delgado-Charro M B, Guy R H. Transdermal reverse iontophoresis of valproate: a noninvasive method for therapeutic drug monitoring. Pharm Res, 2003, 20(9): 1508-1513.

[27] Sieg A, Guy R H, Delgado-Charro M B. Noninvasive glucose monitoring by reverse iontophoresis in vivo: application of the internal standard concept. Clinical Chemistry, 2004, 50(8): 1383-1390.

[28] Leboulanger B, Gug R H, Delgado-Charro M B. Reverse iontophoresis for non-invasive transdermal monitoring. Physilogical Measurement, 2004, 25(3): R35-R50

[29] Sieg A, Guy R H, Delgado-Charro M B. Electroosmosis in transdermal iontophoresis: implications for noninvasive and calibration-free glucose monitoring. Biophysical Journal, 2004, 87(5): 3344-3350.

[30] Thompson W A, Lentner C. Geigy scientific tables. Journal of the American Statistical Association, 1984, 79(386): 478.

[31] 刘洋洋. 基于反离子电渗透原理的无创血糖检测研究. 重庆: 重庆理工大学, 2013.

[32] 贺银增, 肖宏辉, 常凌乾, 等. 一种低功耗无创血糖仪设计与性能测试. 传感技术学报, 2010, 23(7): 903-908.

[33] 肖宏辉, 常凌乾, 杨庆德, 等. 一种透皮无创血糖检测系统的设计与试验验证. 仪器仪表学报, 2010, 31(12): 2796-2802.

[34] Chen Y, Lu S, Zhang S, et al. Skin-like biosensor system via electrochemical channels for noninvasive blood glucose monitoring. Science Advances, 2017, 3(12): e1701629.

第3章 红外光谱法

当光照射到皮肤上时，由于内部物质结构和化学结构不同，会产生反射、散射、透射等现象。不同物质的透射光谱或反射光谱会有所区别，因此可以通过光的照射来测量体内葡萄糖含量，从而获得血糖浓度。其中，NIRS 和 MIRS 是常用的手段。

近红外光指波长在 750～2500nm 的电磁波。首先将其照射在皮肤组织上，然后测量透射和反射后的光强。葡萄糖浓度的变化对于测得的光强变化有一定的影响。近红外无创血糖检测的主要问题是葡萄糖在人体的含量较低，而且在近红外段葡萄糖的吸收系数较低。因此，各个研究工作组提出多种解决办法。这项技术曾在试验中用于人体多个部位或组织光谱信号的采集，包括耳垂、指尖、前臂皮肤、口腔黏膜、唇黏膜等。结果显示，手指处的测量结果和血糖浓度相关度不高，目前在临床方面难以应用。在唇部，测量的结果与血糖水平相关度较高，但是有一定的时延。

中红外光指波长在 2500～25000nm 处的红外光。MIRS 和 NIRS 无创血糖检测方法的原理基本相同。由于其波长更长，因此能够实现更高的吸收系数和更低的散射。MIRS 法通常在指尖或口腔黏膜处进行测量[1]。

3.1 红外光谱法理论基础

红外光谱法的基础是朗伯-比尔定律(Lambert-Beer law)。该定律可以定量地描述各个物质的吸光度、吸光系数、溶液厚度与溶质浓度的关系。经过几十年红外光谱法的试验，研究人员提出了丰富的红外分析方法，设计出红外光谱仪实现特定物质的测量。朗伯-比尔定律和红外光谱技术是红外光应用于血糖检测的关键技术。

3.1.1 朗伯-比尔定律

朗伯-比尔定律是光吸收的基本定律，适用于所有的电磁辐射和吸光物质。其基本表达式为[2]

$$A = \lg\left(\frac{I}{I_0}\right) = \lg\left(\frac{1}{T}\right) = Kbc \tag{3-1}$$

其中，A 为吸光度；T 为透射比，是入射光强度 I_0 与出射光强度 I 的比值；K 为摩尔吸收系数，与吸光物质本身的性质和光的波长有关；c 为吸光物质的摩尔浓度；b 为吸光物质的厚度。

当光穿过吸光物质之后，其透射比或者吸光度是由物质本身的性质、波长、浓度和厚度决定的。因此，当红外光透过皮肤后，其吸收光谱就包含了葡萄糖在内的多种成分的浓度信息，可以为无创血糖测量提供理论基础。

在考虑溶液中存在多种溶质的情况下，郎伯-比尔定律可以改写为[3]

$$A = \sum_{i}^{n} K_i b_i c_i \tag{3-2}$$

朗伯-比尔定律假设入射辐射是单色的，并且样品是非散射的。当使用 NIRS 进行定量测量时，组织的散射性质会引起误差。研究发现，组织中近红外光衰减的大约 80% 是散射造成的，20% 是吸收造成的。典型的光子行进路径有 3 种，穿入组织的光子方向示意图如图 3-1 所示。光子的行进路径长度可能各不相同。在生物组织这样的高散射介质中，平均路径长度取决于被测对象、测量区域和光的波长，光子行进的平均路径长度远大于组织厚度 d。通常使用差分路径长度因子 (differential pathlength factor，DPF) 作为路径长度校正的缩放因子。

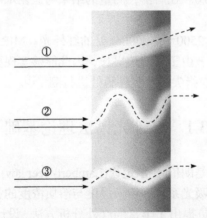

图 3-1　穿入组织的光子方向示意图[3]

修正后的公式为

$$A = Kbc \cdot \mathrm{DPF} + G \tag{3-3}$$

其中，K、b、c 为修正系数；DPF 为路径长度因子；G 为几何相关因子，代表散射引起的强度损失。

3.1.2　红外吸收光谱原理

红外吸收光谱，也叫分子振动-转动光谱。分子中组成化学键和官能团的原子处于不断的振动中。当红外光照射有机物分子时，分子中的化学键和官能团会发生振动，吸收特定频率光子的能量。不同的化学键和官能团种类的吸收能力有所不同，吸收光谱也会产生差异。换言之，吸收光谱中包含分子官能团种类，以及分子数目的信息。

当样品受到红外光辐射后，分子吸收其中一些频率的光辐射，通过振动或者转动导致偶极矩发生变化，产生能级跃迁。因此，在之后的光谱检测器中，就可以发现某些频率的光幅度降低。通过记录对应频率的红外光百分比透射度，可以得到相应的红外光谱。苯甲酸红外吸收光谱图如图 3-2 所示。

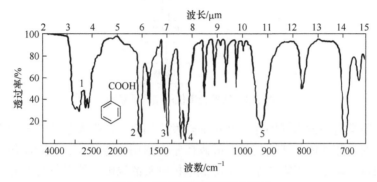

图 3-2　苯甲酸红外吸收光谱图

红外光可进一步分为近红外、中红外和远红外三个波段。其中，近红外对应波长 780～2500nm 的光，常用于研究氧氢单键、氮氢单键和碳氢单键的振动。中红外的波长范围是 2500～25000nm，大部分分子的振动转动能级跃迁发生在这个频带，是研究的重要频段。远红外的波长范围是 25～1000μm，用于研究分子的骨架振动。

令波数是波长 λ 的倒数，代表每厘米中光波的数目。NIRS 中使用更多的是波数 σ 这个概念，即

$$\sigma = \frac{1}{\lambda} \tag{3-4}$$

所有标准红外光谱图都标有波长和波数两种刻度，因此也分为波长等间隔的线性波长表示法和波数等间隔的线性波数表示法，而且两者形貌也不一样。一般而言，红外光谱图的纵轴都是透射比 T。

红外吸收光谱具有如下特点：特征性高，每一个化合物都有自己独特的红外吸收峰；应用范围广，可以分析各种形态的物质；用样量少且不破坏样品。其局限性在于，无法对单原子分子、单原子离子、同质双原子分子，以及对称分子进行分析，因为这些物质不存在红外吸收峰；部分物质在红外区有吸收峰，但是也不能使用红外光谱分析，如旋光异构体、分子量不同但类型相同的高聚物等。除

此之外，还有些吸收峰现在无法解释，也不能用该方法分析。红外光谱仪的结构示意图如图 3-3 所示[4]。

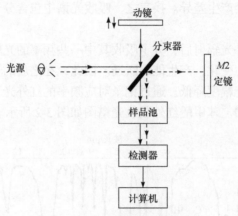

图 3-3　红外光谱仪的结构示意图

　　光源通常是一种惰性固体，通过加热发生辐射，产生大于 780nm 的红外光。一般使用的是硅碳棒和能斯特灯。硅碳棒坚固耐用、寿命长、发光面积大、适用波数范围宽，缺点在于需要水冷来降低电极触头的温度。能斯特灯发光强度大、稳定性好、寿命长、不需要水冷，但是机械性能差、容易断裂。

　　样品池的窗口一般使用对红外光透过性好的碱金属、碱土金属的卤化物，如 NaCl、KBr 等。

　　单色器位于样品池和检测器之间。红外单色器由可变入射狭缝、出射狭缝、聚焦和反射用的反射镜、色散元件组成。狭缝可以控制单色光的纯度和强度。狭缝越窄，纯度越高，分辨率也越大，但是由于红外光强度弱、能量低，并且强度不恒定，因此在波数扫描过程中，需要不断地调整狭缝宽度。

　　检测器一般使用真空热电偶、热释电监测器、碲镉汞检测器。真空热电偶由两种不同金属连接而成。连接点温度不同，就会产生热电势，将温差转变为电势差。热释电检测器以硫酸三甘肽等为检测器件，其一面镀铬，一面镀金，形成电极，极化强度与温度有关。当红外辐射照射时，温度发生变化，进一步引起极化度变化，释放电荷，形成电流，可以进行检测记录。碲镉汞检测器受红外辐射后，导电性能发生变化，从而产生检测信号。

3.2　红外光谱法无创血糖检测技术

　　由于 NIRS 信号在检测血糖浓度时容易受到多种物质的影响，因此对后续的测量方式，以及数据处理都提出了更高的要求。自从提出 NIRS 无创测量血糖后，很多试验人员提出多种试验方案，希望提高血糖的测量精度。

3.2.1　红外光谱法验证试验

1. 透射光谱法试验

1992 年，Robinson 等[5]对 NIRS 测量血糖进行了初步探索。他们使用透射光谱法进行试验，主要贡献在于使用化学计量学的方法分析获得光谱信号，而且使用了不同的仪器配置来探索仪器性能提升的可能性。

用来做试验的仪器有三套。第一套设备由一个光纤卤钨灯和一个液氮冷却的 InSb 检测器组成。在获得空气背景光谱时，试验人员关闭光谱仪中的部分光圈来避免使检测器饱和。第二套和第三套使用光栅光谱仪，包含一个光纤卤钨灯和一个电荷耦合器件(charge coupled device，CCD)9000 硅阵列检测器。第二套不使用光纤，第三套使用光纤。当不使用光纤时，通过使用含有全脂奶的比色皿来衰减光束，并最小化水对光谱的影响来获得空气背景光谱。当使用光纤采样时，通过使用中性密度滤光器衰减光束来获取空气背景光谱。

后续的数据分析采用偏最小二乘(partial least squares，PLS)回归和主成分回归(principle component regression，PCR)建立测量参数和血糖之间的关系。偏最小二乘法适用于自变量存在严重的多重共线性，或者样本点数较少的情况。主成分回归能够提取自变量中相关的量，并得出共有的信息，从而减少自变量参数数目，降低算法复杂度，但是又尽可能地保持数据原有的信息。

为了体现更多的信息，测量得到的结果还会做一次一阶微分处理。其处理结果和原始数据共同作为参数参与建立模型。在基线平滑但数据变动很大的时候，一阶微分数据往往更加有用。在建立模型时，采用交叉验证的方法。交叉验证指的是，在建立模型的过程中，去除其中部分样本，用其他样本数据来建立模型。之后，用去除的样本验证模型的正确性。不断重复上述过程，直到所有样本都被去除过。通过这种方法，可以判断模型建立过程的正确性，以及预测能力。

三位受试者的吸收光谱图，以及测量和参考血糖值对比图如图 3-4 所示。由于血糖变化对红外光谱的影响能力小于血液中其他物质含量变化的影响能力，因此测量多组参数进行分析是十分必要的。可以观察到，基线的移动远高于血糖变动造成的光强变化。虽然基线偏移有影响，但是想要消除也比较容易。

图 3-4(b)展示了利用受试者 1 的数据，通过交叉验证的偏最小二乘法得到的计算结果。其变化范围在 2.7～27.7mmol/L。使用偏最小二乘法计算，原始数据比一阶微分数据的结果要好。使用主成分回归方法的效果会稍微差一些。通过优化计算，选择 11 个建模参数，结果显示，没有样本是超出正常范围的。交叉验证预

测结果的平均误差为1.1mmol／L。

　　对于第二个受试者，试验人员记录了23个读数，范围是2.9～18.4mmol／L，使用主成分回归算法，发现选择一阶微分数据建模的效果是最好的，这可能是基线的影响太大造成的。有三个样本得出的数据超出正常范围，在最终的分析中需要排除这三个数据。

　　图3-4(d)展示了第二个受试者的数据在交叉验证后，使用主成分回归算法得到的预测血糖值和真实血糖值之间的关系。优化后，主成分回归算法需要5个参量，其平均误差为1.6mmol／L。

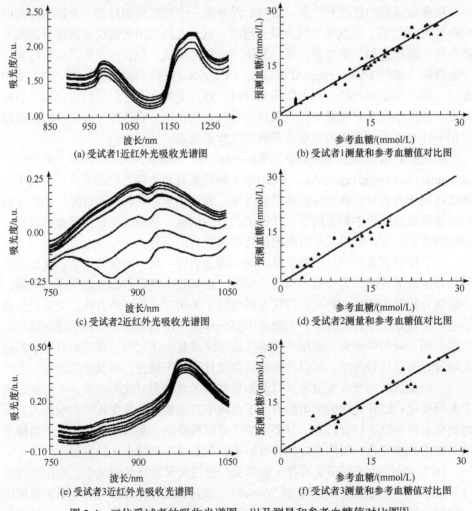

图 3-4　三位受试者的吸收光谱图，以及测量和参考血糖值对比图[5]

　　图 3-4(e)的光谱与图 3-4(a)和图 3-4(c)完全不同，这是因为其采用的背景不同。

试验分析发现，第三位受试者的检测数据使用一阶微分数据的主成分回归算法得到的结果是最优的。在 23 个样本中，1 个样本数据超出正常范围，排除后，其余 22 个数据的血糖范围是 5.4～2.9.1mmol/L。其预测血糖值和真实血糖值的关系如图 3-4(f)所示，平均误差为 2.1mmol/L。

该试验初步验证了红外光谱法测量血糖的可行性，但是仍存在问题，例如没有明确具体哪部分的波长对于血糖测量最为有用。除此之外，由于使用不同的背景，在受试者之间难以做出比对，未能提出一个适用于大部分患者的通用模型。

2. 漫反射光谱试验

1993 年，Heise 等[6]提出另外一种检测手段——漫反射近红外光谱法。由于组织中水的吸光系数很高，且含量也很高，因此光波辐射的穿透深度会降低。这种组织的散射特性反而有利于漫反射光谱的测量。同时，在波长长度约为 1600nm 附近，葡萄糖的吸收系数也足够大。Heise 等选择在该波长进行人体试验。检测位置选择唇黏膜，因为此处静脉毛细血管丰富，而且可以和漫反射仪器的附件有良好的光学连接。

透射和漫反射光谱图如图 3-5 所示。图 3-5(a)为全血和水的透射光谱图。图 3-5(b)是内唇组织的漫反射光谱图，纵轴单位为反射率的负对数，1 号曲线是 133 个受试者内唇组织的漫反射光谱信号均值曲线，2 号曲线是晶体葡萄糖的漫反射曲线，3 号曲线是唇部谱线的噪声范围曲线(噪声幅度与晶体葡萄糖相比尺度为 10^{-4})。

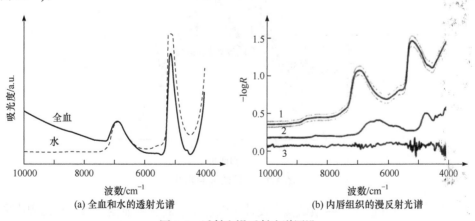

(a) 全血和水的透射光谱　　　　　(b) 内唇组织的漫反射光谱

图 3-5　透射和漫反射光谱图[6]

试验人员通过蒙特卡罗模拟方法建立了如图 3-6 所示的漫反射模型图。其中，n_1、n_2 为两个介质处的折射率；μ_a、μ_s 分别为吸收系数、散射系数；g 为散射各向异性参数；$d_{i,\max}$ 为光子在组织中的穿透深度。

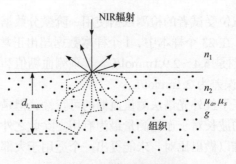

图 3-6　漫反射模型图[6]

研究人员连续采集漫反射谱图,参考的血糖值通过传统的己糖激酶方法测定,采血位置为毛细血管,采血 20μL。对多人试验而言,同时采集静脉血。建模同样使用偏最小二乘法,使用交叉验证来选择最优模型。

试验得到的血糖浓度曲线如图 3-7 所示。其中,1 号散点中实心点代表血液检测得到的血糖值,大约每隔 15min 测量一次;空心点代表漫反射光谱测得的血糖值,试验中有两次葡萄糖摄入和一次注射胰岛素。前后摄入葡萄糖时间差为1.5h,每次摄入 200mL 的葡萄糖溶液(在酶促切割后相当于 50g 的无水葡萄糖),第二次摄入葡萄糖后约 2h 注射 14IU(1IU = 45.4μg)胰岛素。在得到散点图后,使用三次样条插值函数,使其成为一条完整曲线。图 3-7 中 2、3 号曲线为使用不同参数的巴特沃兹滤波器得到的曲线。

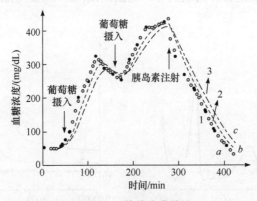

图 3-7　血糖浓度曲线[6]

研究人员开展了另一项试验,设计了低、中、高三种血糖类型,在两周内完成不同浓度的血糖值检测。每次试验持续 40min,测量 3 次真实血糖,以及 3 次光谱信息。试验人员进一步在 133 名糖尿病和非糖尿病患者身上进行试验,共计141 个测量结果。受试者包含 68 名男性、65 名女性,其中 43 名吸烟者、90 名不吸烟者,年龄在 13～79 岁。

处理试验数据时，研究人员选择波数高于9000 /cm 处的光谱图。因为当波数处于5000～7000 时，水的吸收峰特别高；当波数低于5450 时，其穿透深度较浅。研究人员利用不同的方法对数据进行处理，一种是取负对数，一种是直接用原始数据训练模型。因为血糖信号数值很低，所以这两种方法没有明显差异。此外，对信号的预处理，包括平滑、信号微分、去除基线等都不能明显地提升预测性能。

使用不同的预测模型可以得到不同的预测性能，预测性能的好坏通过均方根误差(root mean square error，RMSE)和偏最小二乘秩之间的关系来反映。尽管不同预测模型的结果数值不同，但是其关系曲线变化趋势比较相似，随着秩的增加，误差先到达最低值，然后逐渐升高。使用时间常数为 10min 的滤波器后，预测血糖和参考血糖的散点图如图 3-8 所示。最优的 RMSE 可以达到 2.4mmol / L 。

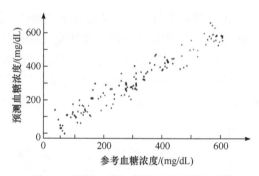

图 3-8 预测血糖和参考血糖的散点图[6]

RMSE 的计算方法为

$$\text{RMSE} = \sqrt{\frac{\sum_{i=1}^{n}(\hat{c}_i - c_i)^2}{n}} \tag{3-5}$$

其中， c_i 为第 i 个参考值； $\hat{c}_i$ 为第 i 个预测值； n 为数据的个数。

1997 年，随着机器学习算法的发展，试验人员开始使用更高级的算法来训练模型。其中，Fischbacher 等[7]提出采用人工神经网络(artificial neural network，ANN)来优化预测结果，并设计了试验。

受试者为 1 型糖尿病患者，时间持续 5d。每个人依然按照之前的胰岛素疗法治疗，通过富含碳水化合物的饮食，以及注射胰岛素来刺激血糖变化。试验进行NIRS 测量的同时，抽取静脉血作为标准血糖值。

试验采用的光谱频率范围为 850～1350nm，通过一个带有 InSb 检测器的二极管阵列光谱仪生成光谱图像，每次测量 50 个光谱点，光积分时间为 50ms，测量3min。图 3-9 所示为 3 位被试者的光谱图，其中 1125nm、1350nm、1950nm 处的跳变是二极管的缺陷造成的。

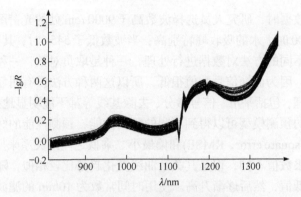

图 3-9 3 位被试者的光谱图[7]

试验采用两种算法进行数据分析，一种是偏最小二乘法，另一种是 ANN。试验使用预测值的 RMSE 作为算法的评价标准，使用交叉验证作为预测方式。

为了检验偏最小二乘法对误差的敏感度，试验人员在试验数据的基础上增加了高斯误差，并不断改变其标准偏差 σ。标准偏差与交叉验证预测误差如图 3-10 所示。由此可见，即使测量误差很小，也会对试验结果产生很大影响。

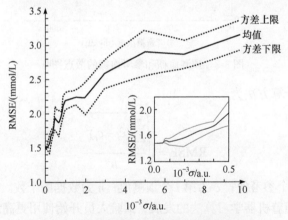

图 3-10 标准偏差与交叉验证预测误差[7]

使用 ANN 算法进行多参数建模时，需要使用迭代算法训练模型，如梯度下降法等。ANN 算法的流程图如图 3-11 所示。

图中 c_i 的计算式为

$$c_i = \sum_{j=1}^{n} w_j^{[2]} f_{\text{act}} (\| X_i - w_j^{[1]} \|) \tag{3-6}$$

其中，c_i 为第 i 个人的输出浓度；X_i 为第 i 个人的光谱数据；$W^{[1]}$ 为基函数中心矩阵；$W^{[2]}$ 为输出层的比例；f_{act} 为径向基函数。

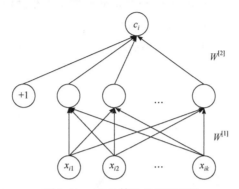

图 3-11　ANN 算法的流程图[7]

　　总体而言，使用 ANN 的效果略高于偏最小二乘。由于测量时的误差总存在一些异常值，将其排除之后，数据量的降低又会带来泛化能力的下降，产生更大的误差。通过数据相似度的测量能够降低不同路径长度和线性基线变化引起的误差。该算法先设定阈值 r_G，然后迭代地删除和所有频谱数据的平均相关系数最低的频谱，直至达到预设的标准 r_G。不同 r_G 值的预测偏差曲线如图 3-12 所示，分别代表 3 位患者。图 3-12(a)的 RMSE $=1.9\text{mmol}/\text{L}$；图 3-12(b)的 RMSE $=1.7\text{mmol}/\text{L}$；图 3-12(c)的 RMSE$=1.2\text{mmol}/\text{L}$。图 3-13 为不同阈值与数据集中点数 n(实心)、RMSE(空心)的关系，不断提高 r_G 值，留下的数据不断变少。RMSE 先降后增，后期上升的原因可能是数据过少造成的过拟合。

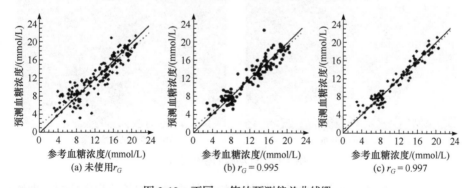

图 3-12　不同 r_G 值的预测偏差曲线[7]

3. 阻塞光谱试验

2003 年，Cohen 等[8]提出使用阻塞光谱技术来预测血糖值。

　　如果血流被暂时中断，红细胞就会聚集，改变血液的散射特性。图 3-14(a)中的红细胞分布图展示了血液停止流动之前红细胞的分布状况。这是因为血液产生的侧向剪切力会阻止红细胞的聚集。若短暂增加血液的静脉压力，这种侧向剪切力就会短暂消失，从而产生图 3-14(b)所示的红细胞聚集状况。这会增大红细胞，改变红细胞和血浆的相对折射率，从而改变其散射系数。葡萄糖浓度增加会降低折射率失配，进而降低散射系数。当血糖值很低时，折射率的失配会更高，进而降低其透过率。

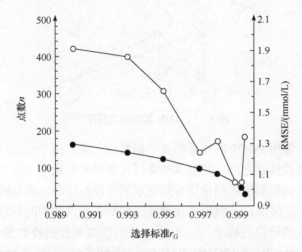

图 3-13　阈值与数据集中点数(实心)、RMSE(空心)的关系[7]

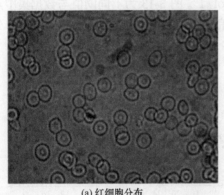

(a) 红细胞分布

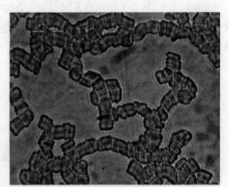

(b) 血浆中的红细胞聚集

图 3-14　红细胞的聚集效应

　　试验人员选择临床病人三种极端的血糖条件来模拟相关的临床情况，即胰岛素导致的低血糖、从低血糖恢复至正常血糖水平的过程，以及餐后的高血糖。

　　参与试验的是五位男性患者，患有 1 型糖尿病，基础健康状态良好，年龄在 32～51 岁。身体质量指数(body mass index，BMI)范围是 $29.1\pm5.9\text{kg}/\text{m}^2$，糖尿病病程是 15.4±9 年，其中 4 人的血糖控制良好，3 个人在 24h 内有血糖过低症状，5 个人在一周内有血糖过低症状。

试验使病人处于高胰岛素状态；隔夜禁食后，停止胰岛素治疗。受试者在早上入院，首先使用局部麻醉药膏放置两个静脉导管，将注射葡萄糖和胰岛素的导管插入非优势手的大静脉中，胰岛素的注射速度为 1.5mU/(kg·min)，持续 3h。然后，对动脉化静脉血取样，将其逆行插入同一手臂的远侧手腕或手静脉中，并缓慢输注盐水，将手加热到 55℃，在放置静脉导管不少于 30min 后，取一定血样用于测量空腹血糖和反调节激素。

每隔 5min 测量一次参考血糖值，之后再用无创的方式测量一次。血糖刚开始维持在 90mg/dL，持续 10min 后，将血糖逐渐降为 70、60 和 50mg/dL。在恢复到 90mg/dL 之前，持续 140min。血糖值每次到达一个数值需要 10～15min，维持该数值需要 10min，也就是一次测量需要 25min。试验结束后，受试者吃午餐，然后继续血糖监测，直到血糖恢复到正常值。

在光学采样阶段，阻塞光谱技术是完全无创的。图 3-15 所示为试验探头示意图。受试者将手指插入仪器，测量会经历一系列快速、短暂的收缩期，使血液闭塞，然后用光学仪器在指尖测量，整个过程持续约 90s。

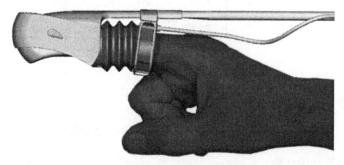

图 3-15　试验探头示意图

每次测试的初始阶段需要进行校准。通过前 5 个点的光学参数与参考血糖值的线性回归得到拟合系数。拟合系数用于其余研究测试点的葡萄糖值校准。该程序对每个受试者都是独立进行的。通过这种方法测量得到的血糖值和动脉全血有较好的相关性。受试者参考血糖值和无创预测血糖值如图 3-16 所示。两者之间的相关系数为 0.86。

阻塞光谱测量结果的 CEG 分析如图 3-17 所示。65.4% 的值落在 CEG 图的 A 区，94.2% 的值落在 A+B 区，5.8% 的值落在 CEG 的 D 区。大部分测量结果不会引起严重的临床决策错误。

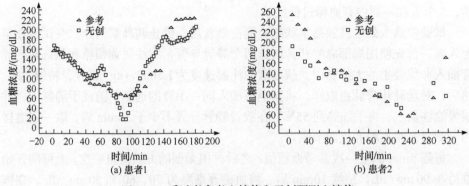

图 3-16　受试者参考血糖值和无创预测血糖值

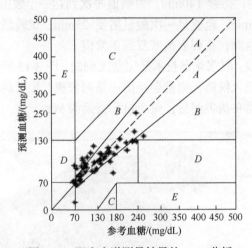

图 3-17　阻塞光谱测量结果的 CEG 分析

4. 浮动基准法试验

2007 年，徐可欣等[9]提出一种消除人体生理背景干扰的方法，称为浮动基准法。由于近红外无创测量血糖技术存在信号微弱的问题，对仪器信噪比要求较高，而人体中水分、蛋白质、脂肪等物质与葡萄糖的吸收峰有所重叠，并且环境变化，以及其他影响因素也会导致人体不同时间的生理成分不同，因此造成葡萄糖信号难以提取。

浮动基准法是指在空间的特定位置，或者频域的特定波长下，葡萄糖浓度变化导致的组织散射等现象会互相抵消。此时，吸收光强不随葡萄糖浓度的变化而变化，可将此处的光谱设置为标准光谱。研究人员采用的径向漫反射测量系统示意图如图 3-18 所示。测量溶液为脂肪乳剂，光源波长为 1550nm，入射光纤固定，检测光纤沿着样品的径向逐渐移动，使用 InGaAs 光电检测器测量漫反射光强。

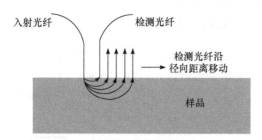

图 3-18　径向漫反射测量系统示意图[9]

试验人员分析了葡萄糖浓度为 4000mg/dL 的脂肪乳剂溶液与纯脂肪乳剂溶液的漫反射光随着径向距离的变化。10%的脂肪乳剂溶液随葡萄糖浓度变化漫反射光的径向分布如图 3-19 所示。浮动基准点位置在 2.7mm 处。

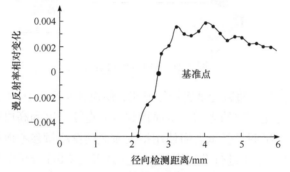

图 3-19　10%的脂肪乳剂溶液随葡萄糖浓度变化的漫反射光的径向分布[9]

在同样的试验条件下，以径向基准检测距离 2.7mm 作为内部基准，以各径向检测距离处的差分漫反射光信号作为葡萄糖浓度信息，使用浮动基准法，处理结果如图 3-20(b)所示。与图 3-20(a)相比，浮动基准法能够有效减少测量环境变化，以及背景样品浓度变化带来的影响。

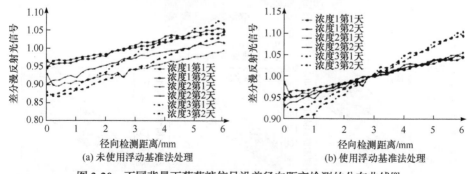

图 3-20　不同背景下葡萄糖信号沿着径向距离检测的分布曲线[9]

5. 中红外量子级联激光光谱法试验

2014 年，Liakat[10]通过中红外量子级联激光光谱实现无创血糖浓度测量。研究人员使用中空光纤光学装置进行光传输和收集，通过可广泛调谐的量子级联激光器获得受试者的光谱，并使用偏最小二乘回归进行预测分析。受试者共 3 位，均处于健康状态。试验测量装置如图 3-21 所示。

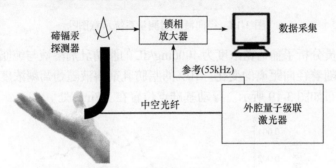

图 3-21　MIRS 测量装置

试验从空腹开始，随后受试者服用软糖，使血糖水平上升约 0.5h，随后下降。试验人员得到该变化期间的光谱，从而得到从低血糖浓度到高血糖浓度的光谱信号。试验持续几个星期，受试者需使用指尖血血糖仪测量参考血糖值。

试验人员利用 CEG 进行准确度评估，受试者的 CEG 分析图如图 3-22 所示。

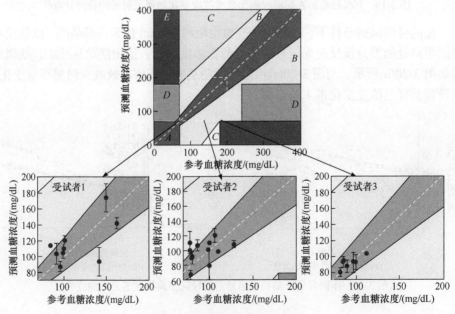

图 3-22　MIRS 法 CEG 分析图

该图上部 CEG 表示预测准确度的不同区域，下方的 3 个 CEG 表示 3 位受试者 MIRS 法测得的血糖浓度与参考血糖浓度对比。对于每位受试者，无创血糖测试结果均有超过 70%的时间达到临床准确性要求。测试结果显示，84%的无创血糖测试结果达到临床准确度要求。

此外，研究人员还等间隔地记录了 1h 内受试者的光谱。光谱信号如图 3-23(a)。可以看出，吸收峰的宽度和深度能够反映血糖浓度的变化。试验人员观察到，当血糖从 86mg / dL 增加到 106 mg / dL 时，吸收峰深度和宽度增加 16%。当血糖增加到 120 mg / dL 时，吸收峰深度和宽度比 86 mg / dL 状态时增加 41%。这表明，吸收峰深度和宽度都随着浓度的增加而增加。血糖预测曲线如图 3-23(b)所示。预测血糖与参考血糖浓度变化趋势基本一致。

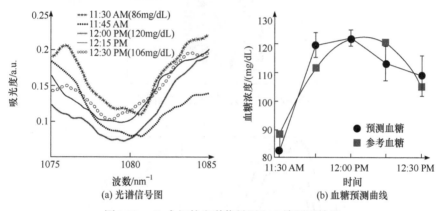

(a) 光谱信号图　　　　　　(b) 血糖预测曲线

图 3-23　1h 内红外光谱信号图和血糖预测结果

该试验证明了 MIRS 法在测量血糖方面的潜力。为了验证其应用价值，后续需要对糖尿病患者开展试验。

3.2.2　红外光谱法无创血糖检测设备

1. 阻塞光谱血糖仪

2007 年，Amir 等[11]基于阻塞光谱图提出一套无创测量血糖的方法。无创测量血糖仪器的探头外观和内部结构图如图 3-24 所示。探头包含波长在 NIRS 区域的光源和检测器，能够产生超过收缩压的压力来阻塞血流流动。该探头具有特殊的自适应机构，便于定位并适用于各种尺寸的手指。

图 3-25 展示了不同红细胞压积和血糖浓度下的透射光强与波长的关系。随着红细胞压积的上升，透射率会降低，这是血红蛋白分子的吸收性质造成的。对于相同的红细胞压积，随着葡萄糖浓度的增加，可以观察到透射光的增加。这种现象完全符合前面的理论，即折射率失配的减少是溶解在水溶液中的葡萄糖引起的。

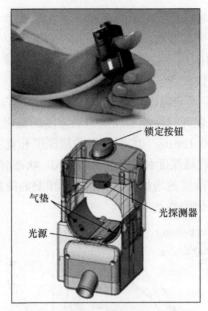

图 3-24　探头外观和内部结构图[10]

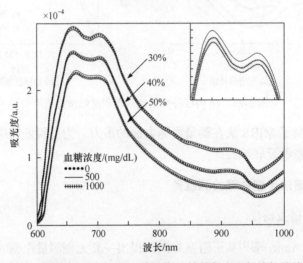

图 3-25　不同红细胞压积和血糖浓度下的透射光强与波长的关系

研究人员进行了 23 名受试者的临床试验，其中 1 型糖尿病 12 人、2 型糖尿病 11 人，男性 13 名、女性 10 名，年龄范围为 42±19 岁。BMI 范围为 26.7± 6.0kg/m²。在 1 型糖尿病患者中，6 人使用连续皮下胰岛素注射，6 人间断皮下注射胰岛素。在 2 型糖尿病患者中，6 名患者使用药物，4 名使用连续皮下胰岛素注射，一名使用间断皮下注射胰岛素。

在试验过程中,患者的拇指近节指骨放置在圆周探头内实现无创血糖的检测。在测量前,设备需要进行校准,要求在 3h 内获取 4 个葡萄糖参考值,其中第一个葡萄糖参考值必须在使用探头至少 0.5h 后测量。在这项研究中,每次测量都需要 3h 的校准。所有测量都从早上启动,开始测量 0.5h 后,试验人员指导患者照常进食和注射胰岛素。在整个测量期间,每 10min 收集一次无创数据,每次测试时间为 2.5min。

建立连续血糖监测仪的临床准确性评价是一项复杂的任务。研究者使用 FreeStyle 血糖仪的自我血糖测量值与无创测量值进行比较,将两者之间的偏差作为研究的主要评价指标,偏差需要≤15mg / dL。次要指标通过 CEG 分析、MARD 和相关系数评估临床准确性。试验共采集到 1671 对数据,无创血糖预测的 MARD 为 17.2%,线性拟合方程斜率为 1.0,说明无创数据和有创数据总体一致性较高。阻塞光谱血糖仪 CEG 分析如图 3-26 所示。A+B 区的占比为 95.5%,其中 A 区占比 69.7%,B 区占比 25.7%。图 3-27 所示为 3 名 2 型糖尿病患者的连续血糖监测图。

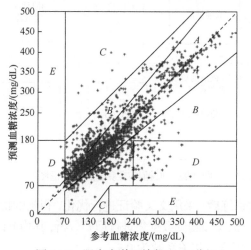

图 3-26 阻塞光谱血糖仪 CEG 分析

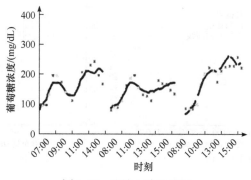

图 3-27 连续血糖监测图

2. 透射光电容积描记术血糖仪

2015 年，Ramasahayam 等[12]研制了一款基于透射光电容积描记(photoplethysmograph，PPG)技术的血糖仪。PPG 技术利用心动周期内血管容积的变化，利用光电传感器检测通过人体血液和组织后透射光强度的变化，使用信号处理算法提取光强度波形，获得组织内组分的浓度信息。

血糖传感系统的原理框图如图 3-28 所示。图中，FPGA(field programmable gate array)指现场可编程门阵列。传感器探头部分为一个夹子，夹在检测部位两侧，包含一个光源和一个探测器，用来检测脉搏波。PPG 波形中的脉搏生理波形叠加在缓慢变化的基线上。基线的变化是各种低频成分，如呼吸、交感神经系统活动和体温调节过程造成的。

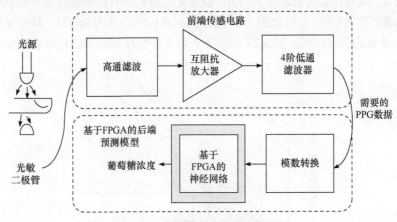

图 3-28　血糖传感系统的原理框图

通过 ANN 算法训练后，采用交叉验证进行优化，得到的检测结果如图 3-29 所示，R 为回归系数。对训练和测试数据集进行回归分析，其均方误差为 $5.48\text{mg}/\text{dL}$。利用 ANN 算法进行拟合，相关系数为 0.9。

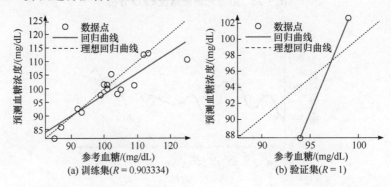

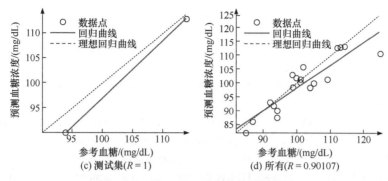

图 3-29　基于 ANN 的回归分析效果图

上述试验均是在近红外范围内进行的。除此之外，还有 MIRS 的研究。葡萄糖在 MIRS 的吸收能力更高，理论上优于 NIRS，但是由于水对 MIRS 的吸收能力也很高，因此 MIRS 的穿透深度较浅。目前，MIRS 离体葡萄糖溶液浓度测量的研究较多，与临床试验仍有较大的距离。

3.3　本 章 小 结

红外光谱法利用葡萄糖在红外光波段的特异性吸收来测量血糖，原理清晰、特异性较高。目前，有几家公司的产品已经获得 CE 认证，但是尚未投入市场使用。虽然有很多研究尝试将红外光谱测量无创血糖应用在临床上，但是还没有可以直接使用的产品上市，主要存在以下问题。

① 传感器接收的与血糖相关的谱图信号较弱，主要原因是血液中的葡萄糖浓度比较低，容易被噪声干扰。

② 组织中包含很多其他影响物质，葡萄糖的信号占比大约为水的十万分之一。此外，血红蛋白、蛋白质和脂肪对近红外光产生的影响也会干扰葡萄糖产生的信号变化。

③ 对环境和人体要求较高，需要控制不同的变量，如温度、光源入射角度、人体电化学平衡状态等。人体组织的光学特性在不同个体中表现出显著的变化，很难实现对所有受试者稳定的通用校准模型[3]。

④ MIRS 有更高的吸收系数，以及更低的散射系数，但是穿透能力不强，只能穿透几毫米，因此大部分仅能用于组织液葡萄糖的浓度测量。

红外光谱对分子浓度和结构的敏感性和特异性，使其能够应用在无创血糖测量中，然而红外光谱法面临的影响因素过多的问题始终在仪器设计上难以解决，也对后续的数据处理提出更高的要求。因此，临床试验始终难以取得理想的效果，这都制约了红外光谱在无创血糖测量中的应用。

参 考 文 献

[1] Vashist S K . Non-invasive glucose monitoring technology in diabetes management: a review. Analytica Chimica Acta, 2012, 750(11): 16-27.

[2] 陈婷, 孟建昇, 谢华相. 朗伯-比尔定律在血红蛋白浓度检测中的应用研究. 科技创新导报, 2015, 12(24): 32-33.

[3] Yadav J, Rani A, Singh V, et al. Prospects and limitations of non-invasive blood glucose monitoring using near-infrared spectroscopy. Biomedical Signal Processing and Control, 2015, 18: 214-227.

[4] 刘淑萍. 现代仪器分析方法及应用. 北京: 中国标准出版社, 2013.

[5] Robinson M R, Eaton R P, Haaland D M, et al. Noninvasive glucose monitoring in diabetic patients: a preliminary evaluation. Clinical Chemistry, 1992, 38(9): 1618-1622.

[6] Heise H M, Marbach R, Koschinsky T, et al. Noninvasive blood glucose sensors based on near-infrared spectroscopy. Artificial Organs, 1994, 18(6): 439-447.

[7] Fischbacher C, Jagemann K U, Danzer K, et al. Enhancing calibration models for non-invasive near-infrared spectroscopical blood glucose determination. Fresenius Journal of Analytical Chemistry, 1997, 359(1): 78-82.

[8] Cohen O, Fine I, Monashkin E, et al. Glucose correlation with light scattering patterns—a novel method for non-invasive glucose measurements. Diabetes Technology & Therapeutics, 2003, 5(1): 7-11.

[9] 陈文亮, 杨越, 徐可欣, 等. 浮动基准法无创血糖浓度检测技术. 纳米技术与精密工程, 2007, (4): 298-301.

[10] Liakat S. Noninvasive in vivo glucose sensing on human subjects using mid-infrared light. Biomedical Optics Express, 2014, 5(7): 2397-2404.

[11] Amir O, Weinstein D, Zilberman S, et al. Continuous noninvasive glucose monitoring technology based on "occlusion spectroscopy". Journal of Diabetes Science and Technology, 2007, 1(4): 463-469.

[12] Ramasahayam S, Koppuravuri S H, Arora L, et al. Noninvasive blood glucose sensing using near infra-red spectroscopy and artificial neural networks based on inverse delayed function model of neuron. Journal of Medical Systems, 2015, 39(1): 1-15.

第4章 阻 抗 谱 法

随着血糖浓度的变化，细胞呼吸产生的能量会发生变化，影响细胞膜的主动跨膜运输，进而影响细胞内外 Na^+ 和 K^+ 的浓度，使细胞膜电位变化，从而改变组织阻抗。因此，人体阻抗的变化信息能够反映血糖的变化。通常对皮肤组织施加 $100\sim100MHz$ 的激励信号，然后测量组织的阻抗信息来估算血糖。根据这一特征，研究人员开展了相关的研究。下面从阻抗谱法测量血糖的原理、阻抗谱法理论研究和阻抗谱法无创血糖检测研究进行讨论。

4.1 人体阻抗分析

目前，人体阻抗分析主要采用三元件等效电路模型，即将人体阻抗等效为电阻和电容构成的电路。图 4-1 为人体等效三元件模型，其中 R_e 为细胞外液电阻，R_i 为细胞内液电阻，C_m 为细胞膜电容。激励信号为低频电流时，电流只通过细胞外液，对应组织的低频阻抗。随着频率增加，开始有部分电流穿过细胞膜进入细胞内液[1]，这时对应组织的高频阻抗。因此，通过高低频激励信号的共同作用，可以获得不同频率激励下的生物阻抗信息，并且用于血糖估算。

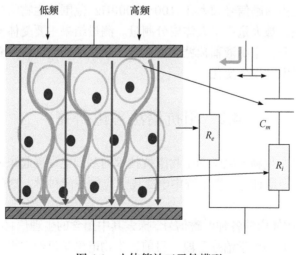

图 4-1 人体等效三元件模型

4.1.1　高频阻抗

高频阻抗是指激励信号频率在 1～200MHz 范围的生物阻抗。Caduff 等[2]通过试验研究 1～200MHz 范围的阻抗变化，证明了血糖和阻抗特性(幅度和相位)相关。其阻抗血糖关系试验结果如图 4-2 所示。从动态角度看，餐后随着组织液葡萄糖浓度的增加，从组织液进入细胞的葡萄糖也增多，在细胞内进行氧化反应及存储会引起细胞内液成分发生变化，因此会在高频阻抗谱的某些特征中体现出来。

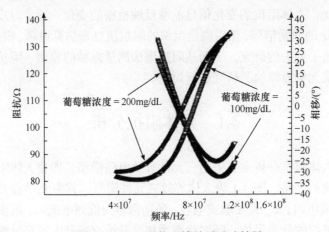

图 4-2　Caduff 阻抗血糖关系试验结果

4.1.2　低频阻抗

低频阻抗是指激励信号频率在 100～1000Hz 范围的生物阻抗。低频阻抗谱与人体成分相关，被大量用于人体成分测量。测量结果主要受体液成分变化的影响。餐后血糖上升，组织液葡萄糖浓度上升，经血液运输的各营养物质浓度也增加，引起体液导电性发生变化。

4.2　阻抗谱法理论研究

阻抗谱法是在生物电磁学和生物阻抗技术的基础上发展起来的。

生物电磁学[3]是研究生物系统中电磁场效应的一门科学。这门学科主要涵盖以下几项内容。

① 研究生物体内的各种电磁信号，探索其中蕴含的生理信息，追求更本质的生命活动和更便利的医学治疗手段。目前，生物电磁学已经取得了一些进展，在日常的医学治疗方面也发挥着重要的作用。

② 研究电磁刺激对生物组织造成的影响及其原理和可能的应用方式。研究人员经常需要对人体组织施加一定量的电磁刺激来探究人体中是否存在病变。

③ 研究生物组织中的电磁特性。为了达到这个目的,需要一定的电磁刺激才能探测到其电磁特性。

生物阻抗技术是一种常见的检测生物组织电特性的技术。由于生物组织器官的电特性各不相同,同一生物组织器官的不同生理状态、病理状态的电特性也不相同,因此可以通过测量组织器官的电特性反映生物组织器官的生理状态和病理状态。具体而言,这些电特性包括阻抗、导纳、电导率,以及介电常数。通常来说,要想测量这些电特性,可以在人体的一定位置放置电极,然后施加一个极低的电流来测量该位置、该组织的电特性。一般而言,测量电阻抗是比较常见的。

生物阻抗技术的优点十分明显,它无创、安全、便宜、操作简便,包含丰富的信息,既能够测量人体深处的阻抗信息,又能够避免对人体器官造成损伤,所以应用前景十分广阔。在疾病发生之前,器官组织往往会有一些轻微的功能性损伤,但是不至于产生严重的病理状态,而生物阻抗技术则能够检测到这些轻微的损伤。

由于生物阻抗技术能够提供的信息是人体各个组织的电特性,因此人体活动中涉及电特性的,都可以被检测到,而且检测效果对血液、组织液,以及各个组织有所不同。在人的各项生理活动中,血液的流动及其分布状况,以及体液的相互交换都涉及频繁的电作用。因此,生物阻抗技术能够应用于血液成分的检测,为无创血糖检测技术提供理论基础。

在过去的几十年中,人们对血液的电阻抗特性做了大量的研究,但是得出的结果有时差异较大,甚至会出现互相矛盾的结论。尽管如此,研究人员仍然取得一些理论和试验上比较有意义的结果。

血液的介电特性可以用颗粒悬浮介电响应模型来描述,将生物组织结构模拟为导电介质中(血液)悬浮的球状颗粒(细胞),而细胞内部也存在微弱的带电介质(细胞内液)。血液的特点是黏、咸、腥、红,主要包括水、电解质、蛋白质、脂肪、血糖、细胞等,其中电解质、蛋白质使血液的渗透压处于稳定状态。一般而言,可以把血液假定为稀释的食盐溶液,其中存在等值且异号的电荷构成的电偶极子。

生物阻抗技术的测量包括以下步骤。

① 对目标施加电磁激励场。

② 通过一定的方法测量获得该处组织的电特性。

③ 根据电特性分析相关的生理病理信息。

为了揭示血液流动各处的电特性,国内外许多研究组做了很多试验,并取得一些成果。

1910 年，Hoeber[4]得出这样的结论，红细胞可以在电学上视为一层导电性很差的膜包裹着电解液。1925 年，Fricke[5]通过电桥的方式测量出红细胞膜的厚度约为 3.3nm，大约是 20～30 个碳原子的厚度。此后，Cole 等[6-8]陆续发表了关于球体悬浊液的电特性研究成果，为血液的电特性提供了理论基础。

1956 年，Bothwell 等[9]研究了低频段红细胞的细胞质膜的介电性质，得到图 4-3 所示曲线。可以看出，在低频段，即低于 1kHz 时，电阻值几乎不变。

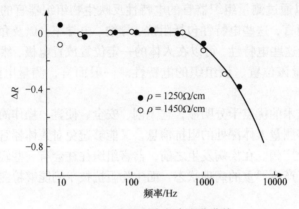

图 4-3　电阻对应频率变化曲线

1987 年，Pethig[10]总结了人体组织的介电特性。他认为，人体组织的介电特性在各个频带下各不相同，并绘制出皮肤在 37℃时的相对介电常数和导电率(图 4-4)。图中，ε_r 为相对介电常数，σ 为导电率。

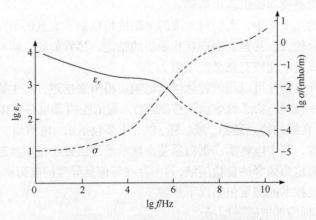

图 4-4　皮肤在 37℃时的相对介电常数和导电率[10]

Gabriel 等[11]采用多种测量方法对人体多种组织在 10Hz～100GHz 范围内的阻抗特性进行试验研究，给出血液、脂肪、肾脏、心脏等组织在该激励频率范围内的血液介电常数和导电率曲线。

2003 年，Hayashi 等[12]进一步研究了不同葡萄糖浓度对红细胞细胞膜介电谱的影响。他们分别研究了 D-葡萄糖(右旋葡萄糖)和 L-葡萄糖(左旋葡萄糖)对于红细胞的形状、体积分数，以及介电特性的影响。他们发现，L-葡萄糖的浓度变化对红细胞的细胞膜基本没有影响，而 D-葡萄糖则有一定的影响。不同浓度 D-葡萄糖对红细胞尺寸的影响如图 4-5 所示。在没有 D-葡萄糖的红细胞悬浊液中，红细胞的尺寸为 $5.5 \pm 0.2 \mu m$，而在有 8mmol/L 的 D-葡萄糖红细胞悬浊液中，红细胞的尺寸为 $5.6 \pm 0.3 \mu m$。

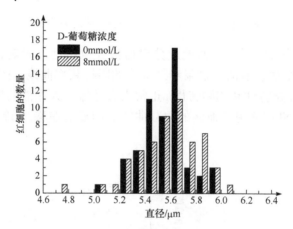

图 4-5　不同浓度 D-葡萄糖对红细胞尺寸的影响[12]

葡萄糖分子之所以能够对介电特性产生影响，Hayashi 等[12]给出的解释是葡萄糖能够提供离子转运的能量，而细胞内外的离子分布会直接对红细胞的介电特性产生影响。

从 20 世纪末开始，国内学者开展了血液介电特性的研究。王慧艳等[13]使用多频率阻抗法研究人体组织的电特性，并应用血液三组件模型简化血液模型。结果表明，新方法采用的血浆电阻 R_0、红细胞内液电阻 R_1，以及细胞膜电容 C，可以很好地反映血浆、细胞内液、细胞膜等状态变化。

在试验过程中，为了便于比较，试验样品分为 3 组，第一组是将全血离心分离，除去血浆和黄层，再把红细胞悬于原血浆之中，配成不同红细胞压积的血样；第二组将全血离心分离，用生理盐水替代血浆，将红细胞悬浮于生理盐水，配成不同红细胞压积的血样；第三组将全血离心分离，用 0.25%的戊二醛磷酸缓冲溶液使细胞硬化，将硬化后的红细胞悬于原血浆之中，配成不同红细胞压积的血样。

图 4-6 所示为 R_0、R_1、C 与红细胞压积的关系。当改变红细胞所处的环境后，即从血浆变为生理盐水后，R_0 与压积的斜率关系没变，只是改变了截距。如果红细胞发生硬化，C 的斜率值变化明显，说明不能简单地用电容来反映细胞膜

的电学特性，需要考虑细胞膜电阻的影响。

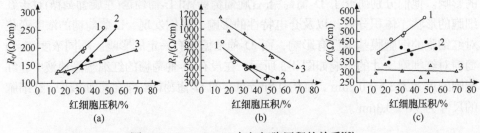

图 4-6　R_0、R_1、C 与红细胞压积的关系[13]

　　胡茂青等[14]研究了不同血液成分对血液介电特性的影响，检测了1Hz～20MHz 范围内全血、血清、血浆和红细胞的阻抗频率曲线。图 4-7 所示为不同血液组成的幅频特性和相频特性。正常人和糖尿病人血液的幅频、相频特性之间存在区别。糖尿病患者血液的幅频曲线有明显的左移，相频曲线也有明显的下移。

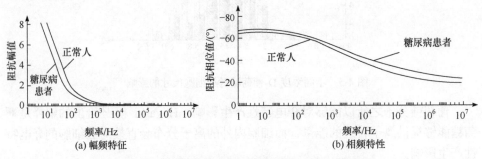

图 4-7　不同血液组成的幅频特性和相频特性[14]

4.3　阻抗谱法无创血糖检测技术

4.3.1　阻抗谱法研究初探

　　2001 年，Alavi 等[15]通过电磁信号测量葡萄糖溶液中的葡萄糖浓度，并以此实现血糖的无创测量。他们将葡萄糖溶液置于绕组之间，随着葡萄糖溶液浓度的改变，透过的电磁信号与原始信号的比率也会改变。为了模拟人体中的血糖浓度，观察温度对电磁信号的影响，他们固定葡萄糖浓度为一个定值(2g / L)，并改变温度，得到透过的电磁信号与原始信号的比率(T/R)与温度变化的曲线图(图 4-8)。通过该曲线，可以对不同温度下的试验结果进行校准。

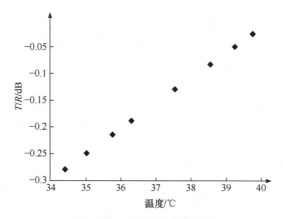

图 4-8　T/R 与温度的曲线图

4.3.2　Caduff 课题组的阻抗谱法研究

1. 阻抗谱法初步临床试验

2003 年，Caduff 等[16]首次对人体进行了基于阻抗谱的无创血糖监测试验。为了证明这种方法的适用性，研究人员对健康受试者进行了一系列临床试验研究。结果显示，血糖变化与阻抗变化之间具有良好的相关性。

葡萄糖不会直接影响兆赫兹频段的介电频谱，即人体内葡萄浓度的变化不会直接引起人体组织在该频段阻抗特性的变化[17]。但人体内葡萄糖浓度的变化会影响人体细胞内外的离子分布，从而影响组织的电特性。试验人员需要选择正确的频率来研究基于介电谱的葡萄糖传感器。该传感器需要对身体的电特性变化，特别是血液中的电特性变化敏感。由于血液中葡萄糖的变化会显著影响电导率，因此传感器工作频率范围不能过高，以免失去对 β 散射的灵敏性。同时，频率范围也不能过低，以避免电极极化和人体组织 α 散射的干扰，最终选定的频率在 1～200MHz。

人体试验使用的传感器通过电磁波与皮肤及其下层组织相互作用，监测电特性。传感器在给定共振频率下的阻抗取决于人体皮肤及其下层组织的阻抗变化。安装在皮肤上的传感器的等效电路模型如图 4-9 所示。该谐振电路的阻抗可以通过矢量网络分析仪或电阻分压器在特定的频率范围内测量得到。

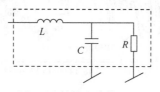

图 4-9　等效电路模型[16]

当血糖浓度变化时，患者皮肤上的传感器阻抗幅值，以及相移都发生了变化。相应的共振频率、阻抗幅值的最小值、谐振电路的 Q 值也随着血糖浓度的变化而变化。在允许的频率范围内，该传感器可以测量皮肤和下层组织的电特性。信号的灵敏度在 20～60mg/dL/Ω。

阻抗测量电路模型如图 4-10 所示。激励信号在传感器的谐振频率附近扫频，经过放大和滤波后，输出的正弦波通过一系列电阻反馈，与谐振电路形成电阻分压器。对参考电压和分压进行幅度检测，然后传输到模数转换器，经过一系列的数模电路转换，可以得到输出信号值。

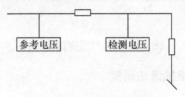

图 4-10　阻抗测量电路模型[16]

试验在健康受试者中进行。受试者在试验前需要禁食 8h，只能饮用适量水，在参加试验前的 24h 内禁止剧烈身体活动和饮酒。

试验一共分为 3 组，其间严格监测和记录生长激素抑制素的输注速度，并控制室温在 23℃。试验持续 10h。

在第一组试验中，通过静脉注射葡萄糖改变受试者的血糖。试验共有 8 名受试者，他们的血糖从 100mg/dL 快速增长到 300mg/dL。在第一组试验中，8 名受试者中有五名受试者的结果显示血糖变化和传感器信号之间有良好的相关性。图 4-11 给出了一位受试者测量得到的葡萄糖钳夹试验传感器信号 Z_1 与血液和组织液中血糖浓度对比。可以看出，血液和组织液中葡萄糖变化之间有明显的滞后。由于受试者经常移动手臂，传感器也在移动，因此信号比较嘈杂。试验期间受试者的血糖变化率较高，传感器信号能够较好地追踪血液中葡萄糖浓度的变化。

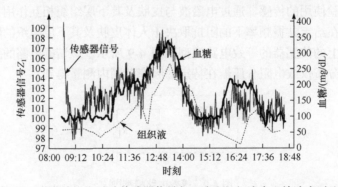

图 4-11　葡萄糖钳夹试验传感器信号与血液和组织液中血糖浓度对比[16]

在第二组试验中，通过口服葡萄糖改变受试者的血糖，检验口服葡萄糖与静脉注射葡萄糖两者导致的传感器信号变化是否存在差异。结果表明，口服葡萄糖时，血糖的变化更慢，葡萄糖谱中出现单峰。第二组试验有 4 位受试者。其中，3 位受试者的结果显示出血糖变化与传感器信号之间有良好的相关性。口服葡萄糖后的传感器信号 Z_2 与血糖浓度的变化如图 4-12 所示。传感器信号随着血糖的变化而迅速变化。在 12:00 和 16:00 左右，信号记录中出现尖峰，这是因为被试者曾短暂摘除传感器，使谐振电路暴露在空气中，此时阻抗最小值超出传感器的测量范围，引起原始传感器信号的尖峰。这也说明，传感器系统需要紧密地固定在人体皮肤上。

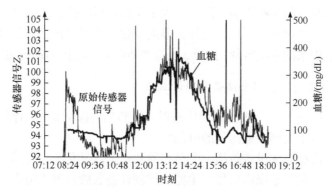

图 4-12　口服葡萄糖后的传感器信号与血糖浓度的变化[16]

最后一组试验中，保持被试者的血糖值不变，以观察随着时间增加，传感器的信号是否保持不变。这是为了研究其他原因导致的阻抗等信号值的变化。在试验过程中，4 名受试者的血糖保持 8h 恒定。如图 4-13 所示，在血糖保持平稳的情况下，传感器信号 Z_3 没有大的变化。

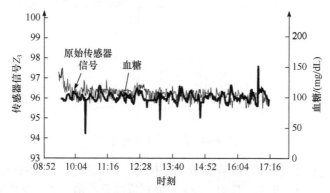

图 4-13　保持血糖不变的葡萄糖钳夹试验中传感器信号[16]

从图 4-11～图 4-13 可以看出，阻抗 $|Z|$ 的变化范围较小。血糖浓度每变化 20mg/dL（约 1mmol/L），阻抗变化 $0.5～0.8\Omega$。该设备的分辨率高于 0.1Ω，说明此设备的分辨率为 4mg/dL 或更好，可以用于连续血糖监测。

这些试验表明，阻抗传感器能够监测皮肤和下层组织中的葡萄糖变化，既不损伤皮肤，也不需要较强的辐射。相较于组织液中的葡萄糖浓度变化，传感器信号变化与血液中葡萄糖变化更密切。

除上述频率参数之外，还有别的参数会影响试验结果。特别是，皮肤特性的迥异，例如不同受试者皮肤角质层的单层厚度或水分含量可能有很大的差异，水分会影响在较低频率(<1MHz)下测得的阻抗。虽然该试验中避开了这个频段，但是仍需要考虑存在的一些影响。因此，为了获得可靠的传感器信号，需要考虑传感器系统受汗水等因素的影响。此外，温度变化也会影响传感器信号，因为它们会影响传感器中水的介电常数。此外，还需要检测并消除由运动产生的噪声尖峰。

2. 阻抗谱法葡萄糖钳夹试验和门诊试验

2006 年，Caduff 等[18]进行了葡萄糖钳夹试验和门诊试验，以评估将阻抗谱法应用于日常生活中无创血糖测量的可能性。

无创连续血糖监测设备包括一个传感器和一个测量系统。传感器用双面胶带固定在皮肤上。测量系统由信号发生器、控制设备、微处理器组成。

传感器简化电路如图 4-14 所示。其中，L 是外螺旋电感，C 是传感器的边缘电容，R 是皮肤及其下的平均电阻。施加的电磁场与皮肤相互作用的方式取决于许多因素，如传感器的设计、施加电场的频率，以及下层组织的电介质和几何特性的变化。Talary 等[19]对此进行了详细的研究，并进行体外模拟试验，验证等效电路图的效用。

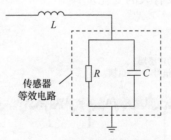

图 4-14　传感器简化电路[18]

在每个给定的频率下，计算系统的阻抗值，定义 $|Z(\omega)|$ 为阻抗幅值。图 4-15 所示为传感器扫频结果图。其中，$|Z|_{min}$ 为幅值的最小值，f_{min} 为共振频率。试验测得的共振频率均处于 25～27MHz。

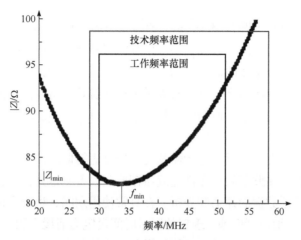

图 4-15 传感器扫频结果图[18]

试验分为两部分,首先在一个研究机构进行临床试验,然后进行 7 天居家日常检测。临床试验要求在受控条件下研究不同葡萄糖水平下的信号稳定性,而居家评估的条件更符合实际使用情况,以研究该设备能否在家庭使用。

试验的受试者包括 1 型和 2 型糖尿病患者。试验要求,1 型糖尿病患者处于 18~40 岁,患糖尿病病程超过 6 个月,不多于 15 年,BMI 处于 18~28kg/m²,HbA_{1c} 小于 9%;2 型糖尿病患者年龄在 35~70 岁,糖尿病病程至少 1 年,BMI 小于 28kg/m²,HbA_{1c} 小于 11%。如果糖尿病患者患有严重的并发症,如视网膜疾病、肾病、神经性疾病、动脉高血压(舒张压高于100mmHg、收缩压高于180mmHg)、肝炎、严重的慢性疾病,则不能参与试验。

最终获准参与试验的受试者共有 10 名 1 型糖尿病患者,5 名 2 型糖尿病患者。受试者信息如表 4-1 所示。

表 4-1 受试者信息

类别	1 型糖尿病	2 型糖尿病
男性/人	5	3
女性/人	5	2
年龄/岁	28±8	61±8
BMI/(kg/m²)	24.2±3.2	27.5±8
HbA_{1c}/%	7.3±1.6	8.3±1.8

试验采集得到的信息包括 f_{min}、Z_{min},以及传感器和设备处的温度(T_{sen} 和 T_{dev}),得到的数据采用线性模型预测,即

$$\text{glucose} = \text{baseline} + \alpha_1 |Z|_{\min} + \alpha_2 T_{\text{sen}} + \alpha_3 T_{\text{dev}} + \alpha_4 f_{\min} + \alpha_5 e^{-0.012t} \tag{4-1}$$

式(4-1)中的各项校准系数($\alpha_1 \sim \alpha_5$)由临床试验获得。增加指数项是对不同患者而言的,电路达到平衡的时间不同,并且每位患者在预设时间内也不一定能够到达平衡。平衡时间的估计是基于对大量平衡曲线观察得到的。此外,为了减少可能的叠加噪声,用于估计血糖的参量($f_{\min}$、$|Z|_{\min}$、T_{sen}、T_{dev})均为15min内的平均值。

完成葡萄糖钳夹试验后,患者佩戴无创连续血糖监测设备进行日常测量,设备佩戴在手腕上。在此期间,无创连续血糖监测设备测量并记录传感器的原始信号数据,以便后续数据的评估和分析。在日常使用期间,患者会使用指尖血糖仪每日测量10次毛细血管血糖。理想的测量时间设定为清晨空腹、餐前、餐后2h,以及睡前。在这期间,诸如沐浴时摘掉设备等事件都应记录在日志上,同时需要记录患者的不良反应。

在临床试验部分获得的校准系数值用于校准每位患者的无创连续血糖监测设备,但是用于居家监测数据时校准结果并不理想。研究人员提出一种解释,即校准系数是在稳定的温度环境下进行的,当患者处于较大的温度变化环境中时,则不能满足要求,导致估计的葡萄糖值超出正常范围。

最终的校准系数基于居家培训期间的数据得到,然后其应用在之后的数据。最终的血糖计算模型为

$$\text{glucose} = \text{baseline} + \alpha_1 |Z|_{\min} + \alpha_2 T_{\text{sen}} + \alpha_3 T_{\text{dev}} + \alpha_4 f_{\min} \tag{4-2}$$

研究人员通过线性回归分析和CEG分析,比对测量得到的静脉血糖值与用无创连续血糖监测设备计算得到的血糖值,计算其RMSE。

临床试验阶段共获得458对数据,与实验室方法测得的静脉血糖值相比,其相关系数为0.958,RMSE为19mg/dL;与毛细血管血糖仪测得的血糖值相比,其相关系数为0.926,RMSE为26mg/dL。

原始信号($f_{\min}$、$|Z|_{\min}$、T_{sen}、T_{dev})和血糖检测对比如图4-16所示。可以看出,一旦血糖变化,$f_{\min}$和$|Z|_{\min}$也会立刻发生变化,血糖值变化了150mg/dL,$f_{\min}$变化了约3.75MHz,$|Z|_{\min}$变化了约2Ω。

居家日常测量得到590个测量点,相关系数为0.64,RMSE为45mg/dL。日常测量试验结果的CEG分析如图4-17所示。其中,56%的点位于A区,37%的点位于B区,7%的点位于C~E区。

这种基于生物阻抗谱的无创连续血糖监测设备可以在受控条件下监测高血糖和低血糖,提醒患者极端血糖情况,尤其是低血糖情况的出现。但该试验只登记

了少数低血糖事件，所以还需要更多的数据评估在家庭使用时进行低血糖提醒的性能。

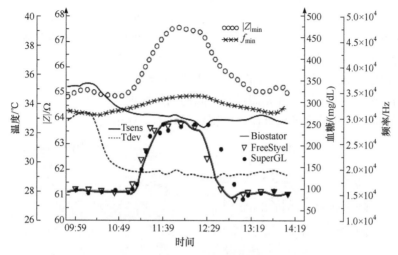

图 4-16 原始信号与血糖检测对比[18]

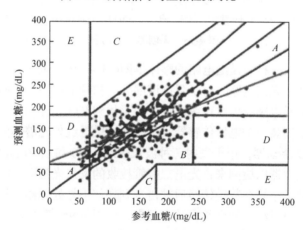

图 4-17 日常测量试验结果的 CEG 分析[18]

　　试验表明，在受控条件下的患者中，阻抗谱法可以用于连续无创血糖监测。这项研究仅限于糖尿病控制良好的成人患者，没有严重的糖尿病并发症。因此，需要进一步评估其在其他患者群体中的表现。此外，还需要关注葡萄糖对电解质的平衡、微循环或对细胞膜特性可能产生的影响；了解身体和环境温度变化及其引起的微血管循环温度的改变、皮肤层的介电特性变化和各种水分含量变化等因素对最终阻抗测量结果的影响。这对进一步了解基于阻抗谱的葡萄糖监测特性，以及商业化的发展至关重要。

4.3.3　Park 课题组的阻抗谱法研究

2014 年，Park 等[20]提出一种同时利用阻抗谱和红外光谱无创测量血糖的方法。他们认为，阻抗谱和多波段近红外光谱(multi-wavelength near-infrared spectroscopy, mNIRS)的组合可以补偿葡萄糖估计误差，提高其准确性。为了提高葡萄糖估计精度，他们提出使用 ANN 处理阻抗谱和红外光谱的测量数据。无创测量架构如图 4-18 所示。该图显示了阻抗谱和多波段近红外光谱估计血糖水平的基本原理。由于阻抗谱和多波段近红外光谱具有不同的测量原理和系统噪声，因此组合使用可以补偿单一方法的血糖估计误差，得到更好的估计精度。

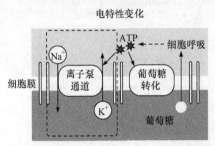
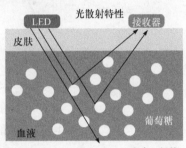

(a) ATP(adenosine triphosphate，腺苷三磷酸)　　(b) LED(light emitting diode，发光二极管)

图 4-18　无创测量架构[20]

试验人员提出一种多模型电路的整体框图(图 4-19)，包含一个阻抗谱电路和一个多波段近红外光谱电路。对于阻抗谱部分，扫频电流注入器通过一个具有双极电极的片外串联电感器提供正弦电流。为了找到 RLC 谐振中的 f_{min}、$|Z|_{min}$，在阻抗谱电路中安装一个电压传感器。对于多波段近红外光谱部分，其电路包含 3 个近红外 LED 驱动器，用于发射三种波长(850、950 和 1300 nm)的近红外光，以及一个跨阻放大器以检测来自光电二极管接收的反射光强度。阻抗谱和多波段近红外光谱的测量结果在数模转换后被传送到外部信号处理器。外部信号处理器将阻抗谱和多波段近红外光谱数据结合起来，使用 ANN 算法估计血糖水平。

图 4-20 展示了试验中的血糖测试环境。同时进行阻抗谱和多波段近红外光谱测量，前者和后者分别佩戴于左手腕和右手腕。为了最大限度地减少电路和电极之间寄生成分的影响，测量过程中的导线连接是固定的。双极电极的并联电容 C_P 为

$$C_P = \frac{1}{L_S \left[\left(\dfrac{L_S}{|Z|_{min}} \right)^2 + (2\pi f_{min})^2 \right]} \tag{4-3}$$

其中，L_S 为串联电感。

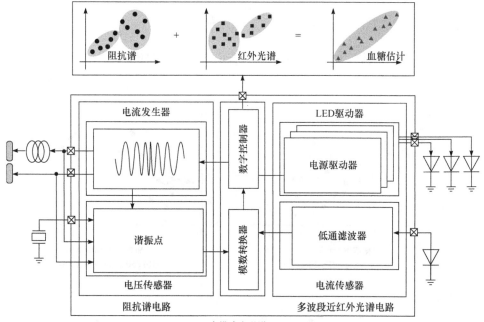

图 4-19 多模型电路的整体框图[20]

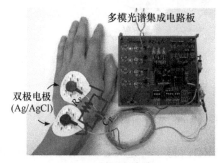

(a) 左手阻抗谱

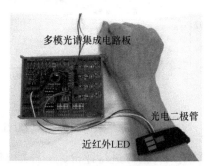

(b) 右手腕近红外光谱

图 4-20 血糖测试环境[20]

在多波段近红外光谱测量之前，先测量光电二极管的暗电流，然后逐一测量反射光的强度，将阻抗谱和多波段近红外光谱的测量结果与通过指尖血测得的参考血糖水平进行比较。

图 4-21 所示为一名受试者的阻抗谱及多波段近红外光谱的单特征血糖测试结果。阻抗谱计算的 C_P 与血糖相关系数为 0.51。在多波段近红外光谱中，测量到的 850、950 和 1300nm 波长的光强信号与血糖之间具有 0.46、0.55 和 0.38 的相关系数。定义平均误差 avgE 为

$$\text{avgE} = \frac{1}{n}\sum_{i=1}^{n}\frac{\left|V_L - V_M\right|}{V_L} \times 100\% \tag{4-4}$$

其中，n 为样本总数；V_L 和 V_M 为线性拟合值和实际测量值。

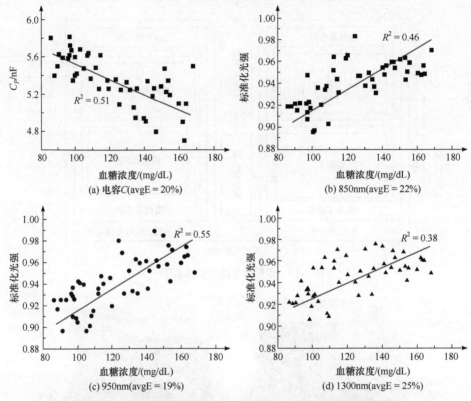

图 4-21　阻抗谱及多波段近红外光谱的单特征血糖测试结果[20]

采用两种指标进行评价，一种是 MARD，另一种是 CEG。MARD 的计算方法为

$$\text{MARD} = \frac{1}{n}\sum_{i=1}^{n}\frac{\left|G_{\text{est}} - G_{\text{ref}}\right|}{G_{\text{ref}}} \times 100\% \tag{4-5}$$

其中，G_{est} 为血糖估计值；G_{ref} 为血糖测量值。

使用 ANN 将 4 个输入(阻抗谱和多波段近红外光谱的 3 个输入)组合成准确的血糖浓度估计。ANN 数据统计算法如图 4-22 所示。试验采集了一个受试者的 50 个样本。ANN 的权重因子由随机选择的 15 个样本进行训练，然后通过随机选择的 17 个样本进行验证。

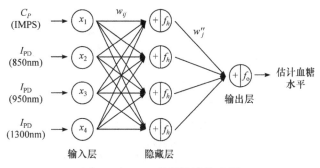

图 4-22 ANN 数据统计算法[20]

ANN 方法的组合血糖估计结果如图 4-23 所示。在提出的 ANN 数据合并之前,图 4-23(a)显示阻抗谱的 MARD 为 15.0%,多波段近红外光谱的 MARD 为 15.0%~20.0%。图 4-23(b)为阻抗谱和每个波长 NIRS 通过 2 路输入的 ANN 方法相结合,波长为 850、950、1300nm 的多波段近红外光谱的 MARD 分别降至 16.0%、12.0%、15.0%。最后,结合阻抗谱和多波段近红外光谱,成功地将 MARD 降到 8.3%,如图 4-23(c)所示。此外,50 个样本的 CGE 分析表明,ANN 方法将 A 区的部分从阻抗谱的 66% 和多波段近红外光谱的 60%~76% 增加到 90%。

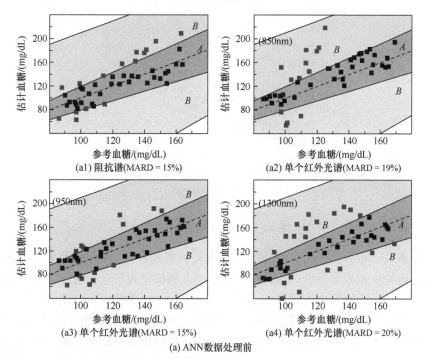

(a1) 阻抗谱(MARD = 15%)

(a2) 单个红外光谱(MARD = 19%)

(a3) 单个红外光谱(MARD = 15%)

(a4) 单个红外光谱(MARD = 20%)

(a) ANN数据处理前

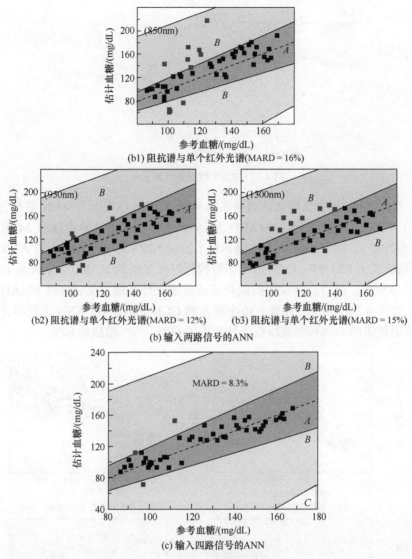

(b1) 阻抗谱与单个红外光谱(MARD = 16%)

(b2) 阻抗谱与单个红外光谱(MARD = 12%)　　(b3) 阻抗谱与单个红外光谱(MARD = 15%)

(b) 输入两路信号的ANN

(c) 输入四路信号的ANN

图 4-23　组合血糖估计结果[20]

在多人试验中,共收集 10 名血糖正常受试者的数据。由于每个人的皮肤都有不同的电特性和光学特性,因此应该对每个人的权重因子进行优化以获得最优结果。通过随机选择每个受试者的 5 个样本确定 ANN 数据组合方法的权重因子,用每个受试者剩余的 5 个样本来验证。如图 4-24 所示,所有估计点都落在 A 区。

这次试验取得了很好的效果,但是缺少糖尿病患者的试验数据,说服力比较有限。糖尿病人与正常人之间的血糖代谢差别很大,而且前者的血糖有较强的波动,因此还需要进一步在糖尿病患者身上进行一系列的试验,以验证其最终的有效性。

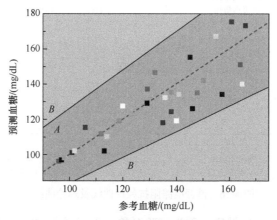

图 4-24 10 名正常受试者的血糖估计结果[20]

4.3.4 唐飞课题组的阻抗谱法研究

1. 阻抗谱法原理验证试验

2016 年，唐飞等[21]以生物阻抗技术为基础，设计了频率在 10～60MHz 的阻抗检测系统，验证该系统的测试性能，对得到的 112 个数据使用主成分分析算法来预测血糖。

图 4-25 所示为试验所用的等效测试电路。通过一个外加电感和人体构成谐振电路，以便测量人体的电特性。试验电极为两端的指状电极，使用柔性材料以便与皮肤有较好的接触，在电极表面镀金以更好地传导微弱电流。电极片表面有绝缘膜，能对人体产生保护作用。

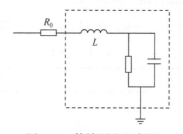

图 4-25 等效测试电路[21]

通过高精度电阻和电容模拟人体阻抗，将理论模拟和实际测试电路结果进行比较，谐振电路阻抗频谱曲线及理论曲线如图 4-26 所示。实际测试数据与仿真结果基本一致。

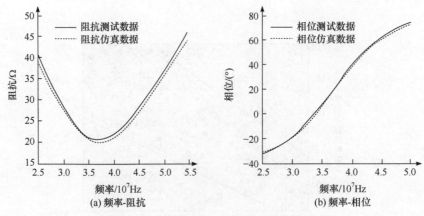

图 4-26 谐振电路阻抗频谱曲线及理论曲线[21]

在人体试验时,以健康人群为试验对象,受试者在 20~30 岁,共 10 名受试者。受试者早晨 8 点前空腹到达试验场地,先静坐 1h,之后口服一定量的葡萄糖溶液(50g 葡萄糖溶于 250mL 水),并连续监测其阻抗与血糖浓度。同时,在指尖采血测量得到参考血糖浓度。试验时,受试者保持静坐姿势,要求被测手臂不能大幅运动。试验人员通过弹性带将柔性电极片固定在受试者的前臂上,保持电极轴向与前臂轴向平行。

试验得到一系列结果,包括 $|Z|_{min}$(最低阻抗值)、f_{min}(最低阻抗处的频率)、G_0(频率为 0 时的电导)、G_∞(频率无穷大时的电导)、R(等效电阻)、C(等效电容)等参数,对这些参数做主成分分析,可以得到主成分因子载荷矩阵表。如表 4-2 所示,主成分 1 中,G_0、G_∞、R 比例较大,说明阻抗信息中的电阻信息;主成分 2 中,f_{min} 比例较大,主要说明阻抗信息中的频率信息。对主成分与参考血糖值做最小二乘回归分析,得到血糖估算模型,即

$$glucose = 1.48 \times 10^{-5} f_{min} - 0.26R + 2429.12G_0 - 5297.24G_\infty - 141.09 \quad (4-6)$$

表 4-2 阻抗谱法特征的主成分表[21]

阻抗	主成分	
	1	2
f_{min}	−0.053	0.978
R	0.920	0.258
G_0	−0.991	−0.046
G_∞	0.857	−0.269

使用该模型对测试对象的 25 组数据进行分析,相关系数值为 0.8058。预测血

糖浓度与对应的参考血糖浓度对比如图 4-27 所示,说明其可以比较好地预测血糖趋势,血糖值和人体的阻抗有较好的相关性。

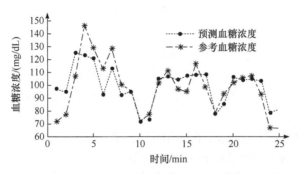

图 4-27 预测血糖浓度与参考血糖浓度的对比[21]

2. 时序分析在阻抗谱法中的应用

由于血糖相对于高频阻抗、低频阻抗等测量参数的延时性各异,Tang 等[22]还提出血糖连续测量中的时序问题,设计了一种多传感器无创连续血糖仪,通过连续监测人体生理参数,包括低频阻抗、高频阻抗、光学特性、温度、湿度的变化来预测血糖。试验对 6 名健康受试者和 3 名糖尿病受试者进行了 33 组试验。设计的无创血糖仪如图 4-28 所示。首先,根据餐后血糖曲线的相似性进行特征值筛

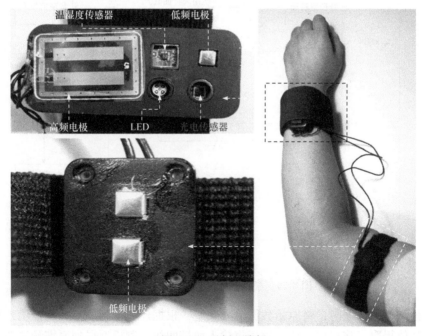

图 4-28 无创血糖仪

选。然后，采用时序分析的方法建立各特征值预测血糖的模型。最后，融合所有特征值预测结果得到餐后血糖预测曲线。

餐后血糖预测曲线的算法框图如图 4-29 所示，包括建模和预测两部分。模型的建立主要分为 4 步。

① 输入实测血糖曲线和用于建模的原始数据。

② 特征值筛选。从原始数据中计算所有候选特征值，根据特征值和实测血糖曲线的相似性进行特征值筛选，筛选与血糖变化相关度较大的特征值，组成特征值子集，并记录在相关特征值信息中。

③ 单特征值模型。利用时序分析的方法建立基于每个相关特征值的模型，得到单特征值模型参数和单特征值模型血糖曲线。

④ 多特征值模型。使用加权平均方法，融合各个单特征值模型血糖曲线，得到多特征值模型参数。单特征值模型参数和多特征值模型参数组成血糖曲线预测模型。

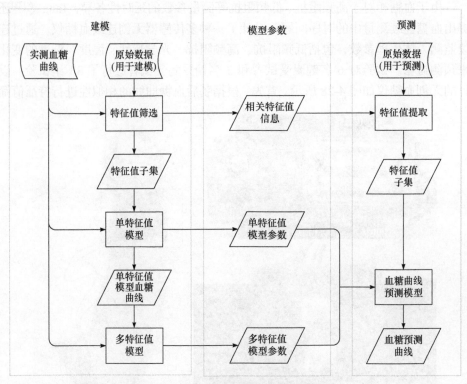

图 4-29　餐后血糖预测曲线的算法框图

预测血糖曲线时，将原始数据输入系统，根据建模得到的相关特征值信息进行特征值提取，将得到的特征值子集输入血糖曲线预测模型得到血糖预测曲线。

得到血糖预测曲线后，可以从中获取餐后血糖达峰时间(postprandial blood glucose peak time，PT)。餐后血糖达峰时间指的是进餐后，血糖达到峰值所需的时间。

从所有候选特征值中提取与血糖相关的特征值(简称相关特征值)是无创血糖研究中非常重要的一步，可以利用互相关函数实现特征值的筛选。

互相关函数是描述离散时序信号 $x(n)$、$y(n)$ 在任意不同延时 τ 的相关程度。$y(n)$ 是实测血糖的时间序列，$x(n)$ 是某一特征值时间序列，有如下关系成立，即

$$R(\tau) = \sum_{m=0}^{N-1} (x(m)y(N-m-1)) / N \tag{4-7}$$

其中，$R(\tau)$ 为互相关函数值。

通常利用互相关函数的最大值 R_{max} 得到两个信号的延时。当特征值与实测血糖曲线的 R_{max} 超过设定阈值时认为两个信号相似，可以把这个特征值作为相关特征值。

为了消除其他随机干扰的影响，在求互相关函数前先用小波对原始时间序列进行滤波。

在一次试验中，基于每个相关特征值均可得到一条血糖模型曲线，称为单特征值模型。将所有相关的单特征值得到的血糖模型曲线进行加权平均，可以得到基于多特征值的血糖模型曲线，即多特征值模型。

由于当前时刻的特征值可能和之前一段时间的血糖相关，因此采用时序分析方法建立单特征模型。使用移动平均(moving average，MA)模型表达相关特征值和实测血糖值之间的关系，即

$$\mathrm{Glu}(t) = \sum_{n=0}^{m-1} x_i(t-n) \cdot b_{in} + \varepsilon_i(t) \tag{4-8}$$

其中，$\mathrm{Glu}(t)$ 为 t 时刻的血糖实测值；i 为相关特征值编号；$x_i(t-n)$ 为 $t-n$ 时刻相关特征值；b_{in} 为模型系数；m 为模型阶数；$\varepsilon_i(t)$ 为残差。

由 MA 模型得到的结果为 $g_i(t)$，使用 $g_i(t)$ 与 $\mathrm{Glu}(t)$ 的互相关函数得到 MA 模型与实际血糖值的延时 T_i，然后消除 T_i，得到最终的单特征值模型血糖曲线 $G_i(t)$，即

$$G_i(t) = g_i(t-T_i) \tag{4-9}$$

在多特征值模型中，使用加权平均方法对各个单特征值模型血糖曲线 $G_i(t)$ 进行融合，得到 $G(t)$，即

$$G(t) = \sum_i (G_i(t)K_i) \tag{4-10}$$

其中，$G(t)$ 为多特征值血糖模型曲线；K_i 为第 i 个相关特征值计算出的单特征值

模型血糖曲线的权重。

在建模过程中得到的单特征值模型参数是 T_i、b_{in}、m，多特征值模型的参数是 K_i。预测血糖时，根据相关特征值信息进行特征值提取，可以得到特征值子集，利用单特征值模型参数和多特征值模型参数可以得到血糖预测曲线。

为验证算法的有效性，组织健康受试者和糖尿病受试者进行多次试验，试验共招募糖尿病受试者 3 人，每人进行 5 次试验；健康受试者 6 人，每人进行 3 次午餐试验。糖尿病受试者为住院病人，佩戴动态血糖仪进行连续 72h 监测，每人进行 3 次午餐和 2 次晚餐的试验，其中午餐试验为标准配餐试验，配餐为 90g 标准面饼，晚餐不做特殊要求。健康受试者不佩戴动态血糖仪，每隔一周进行一次标准配餐的午餐试验。

试验时，受试者餐前 10min 佩戴无创连续血糖仪，并进行一次指尖血糖检测 (罗氏血糖仪)作为空腹血糖，然后开始计时，进餐时间控制在 10~15min。每隔 30min 进行一次指尖血糖检测。在试验过程中，受试者在室内，不进行剧烈运动，并且对糖尿病受试者的用药和胰岛素注射均不干涉。

试验结束后，对于每位受试者依次取其中一组试验数据进行建模，然后对其余试验数据进行预测。这样使每一名健康受试者得到 3 组模型和 6 组预测。如图 4-30 所示，在同一行的 3 个图中，灰底的图是建模结果，白底的图是血糖曲

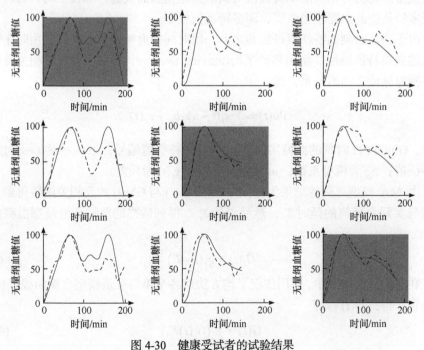

图 4-30　健康受试者的试验结果

----- 预测血糖值；———— 参考血糖值

线预测结果。对于每一位糖尿病受试者，可以得到 5 组模型和 20 组预测。试验结果如图 4-31 所示。在同一行的图中，使用灰底图的建模结果对其余试验进行血糖曲线预测。

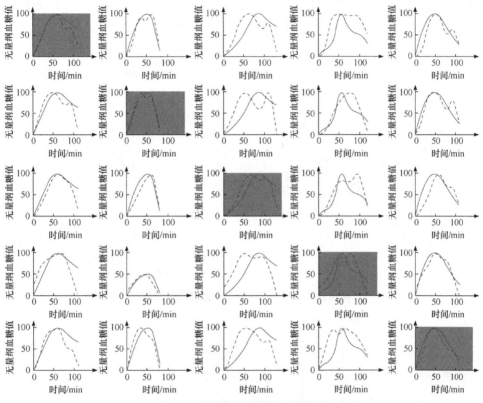

图 4-31　糖尿病受试者的试验结果
----- 预测血糖值；—— 参考血糖值

在标准配餐的情况下，餐后血糖峰的达峰时间和糖耐量有很强的相关性[23,24]。健康受试者和糖尿病受试者各有 3 次标准配餐试验，对这 27 次标准配餐试验的预测达峰时间进行分析。对于每次试验，采用同一试验对象的其余各次试验分别建模进行预测，然后取出其中最大值作为达峰时间最大估计值(max estimated peak time，Max-EPT)，取出其中最小值作为达峰时间最小估计值(min estimated peak time，Min-EPT)，与指尖血糖测试得到的参考峰值时间(reference peak time，RPT)进行比较。各次试验的 Max-EPT 和 Min-EPT 与 RPT 的比较如图 4-32(a)所示，预测得到的达峰时间在真实达峰时间的附近波动。餐后达峰时间预测值的平均值与 RPT 的比较如图 4-32(b)所示，相关系数为 0.9449、均方误差为 6.8958min、最大滞后为 18.5min、最大超前为 14.5min。预测得到的达峰时间均值和实际达峰时间

的相关性很高。

试验对 9 位受试者进行 33 次的验证，共采集 140 个点的指尖血糖。在每一条餐后血糖预测曲线上取两个实测点进行标定，这样就得到一条表征实际血糖水平的血糖预测曲线。根据这条曲线对其他实测点的血糖进行预测，与相应点的指尖血血糖值进行对比，得到的 CEG 分析结果如图 4-33 所示。

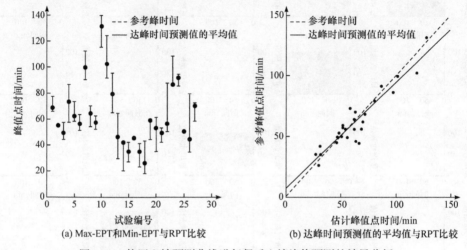

(a) Max-EPT和Min-EPT与RPT比较　　(b) 达峰时间预测值的平均值与RPT比较

图 4-32　使用血糖预测曲线进行餐后血糖峰值预测的效果分析

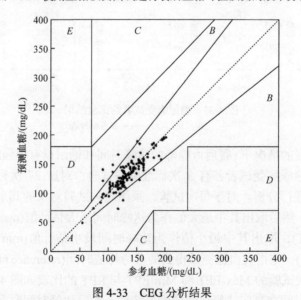

图 4-33　CEG 分析结果

结果表明，唐飞课题组提出的无创血糖预测方法比较准确。在 CEG 分析图中，A 区占比为 92.86%，B 区占比为 7.14%，$A+B$ 区占比 100%。

4.4 本章小结

阻抗谱法无创血糖检测的原理较为清晰，在离体和人体试验中均验证了其预测血糖的可行性，并在实验室环境中取得良好的预测准确度。与红外光谱法相似，阻抗谱法同样面临着影响因素过多的问题。在数据处理和建模方面，尽管可以通过线性回归、ANN 与时序分析等多种数据处理的算法，筛选出其与血糖相关的特征，包括高频阻抗、低频阻抗、最小幅值、共振频率等，但是依旧面临着测量精确度不高的问题。最近，越来越多的研究将重点放在多方法融合的思路上，尝试将阻抗谱法和光学等方法相结合，补偿单方法引起的血糖检测误差。

参 考 文 献

[1] 侯雪. 基于 Comsol 的肺部电阻抗断层成像仿真研究. 天津: 天津大学, 2012.

[2] Caduff A, Hirt E, Feldman Y, et al. First human experiments with a novel non-invasive, non-optical continuous glucose monitoring system. Biosensors and Bioelectronics, 2003, 19(3): 209-217.

[3] 卢宗武. 基于脉搏波阻抗谱的血液电特性无创检测. 天津: 天津大学, 2007.

[4] Hoeber P. A method of measuring electrical conductivity in the interior of cells. Arch Gen Physiol, 1910, 133: 237-259.

[5] Fricke H. The electric capacity of suspensions of red corpuscles of a dog. Physical Review, 1925, 26(5): 682-687.

[6] Cole K S. Electric impedance of suspensions of spheres. The Journal of General Physiology, 1928, 12(1): 29-36.

[7] Cameron B D, Baba J S, Cole G L. Measurement of the glucose transport time delay between the blood and aqueous humor of the eye for the eventual development of a noninvasive glucose sensor. Diabetes Technology & Therapeutics, 2001, 3(2): 201-207.

[8] Cole K S, Cole R H. Dispersion and absorption in dielectrics I. alternating current characteristics. The Journal of Chemical Physics, 1941, 9(4): 341-351.

[9] Bothwell T P, Schwan H P. Electrical properties of the plasma membrane of erythrocytes at low frequencies. Nature, 1956, 178(4527): 265-266.

[10] Pethig R. Dielectric properties of body tissues. Clinical Physics and Physiological Measurement, 1987, 8(4A): 5-12.

[11] Gabriel C, Gabriel S, Corthout E. The dielectric properties of biological tissues: I. literature survey. Physics in Medicine and Biology, 1996, 41(11): 2231-2249.

[12] Hayashi Y, Livshits L, Caduff A, et al. Dielectric spectroscopy study of specific glucose influence on human erythrocyte membranes. Journal of Physics D-Applied Physics, 2003, 36(4): 369-374.

[13] 王慧艳, 任超世. 多频率阻抗法研究血液电特性. 中国生物医学工程学报, 1997, (3): 32-36.

[14] 胡茂青, 黄华, 袁支润, 等. 血液组成交流电特性的研究. 生物医学工程学杂志, 2006, (1): 36-40.

[15] Alavi S M, Gourzi M, Rouane A, et al. An original method for non-invasive glucose measurement: preliminary results//Engineering in Medicine and Biology Society, 2001. Proceedings of the 23rd Annual International Conference of the IEEE, New York, 2001.

[16] Caduff A, Hirt E, Feldman Y, et al. First human experiments with a novel non-invasive, non-optical continuous glucose monitoring system. Biosensors & Bioelectronics, 2003, 19(3): 209-217.

[17] Fuchs K, Kaatze U. Molecular dynamics of carbohydrate aqueous solutions. dielectric relaxation as a function of glucose and fructose concentration. Journal of Physical Chemistry B, 2001, 105(10): 2036-2042.

[18] Caduff A, Dewarrat F, Talary M, et al. Non-invasive glucose monitoring in patients with diabetes: a novel system based on impedance spectroscopy. Biosens Bioelectron, 2006, 22(5): 598-604.

[19] Talary M S, Dewarrat F, Caduff A, et al. An RCL sensor for measuring dielectrically lossy materials in the MHz frequency range-1. comparison of hydrogel model simulation with actual hydrogel impedance measurements. IEEE Transactions on Dielectrics and Electrical Insulation, 2006, 13(2): 247-256.

[20] Song K, Ha U, Park S, et al. An impedance and multi-wavelength near-infrared spectroscopy IC for non-invasive blood glucose estimation. IEEE Journal of Solid-State Circuits, 2015, 50(4): 1025-1037.

[21] 李洋, 唐飞, 李曙哲, 等. 基于阻抗谱法的无创血糖检测系统设计. 传感器与微系统, 2016, 35(3): 4.

[22] Geng Z, Tang F, Ding Y, et al. Noninvasive continuous glucose monitoring using a multisensor-based glucometer and time series analysis. Scientific Reports, 2017, 7(1): 12650.

[23] Kramer C K, Ye C, Hanley A J, et al. Delayed timing of post-challenge peak blood glucose predicts declining beta cell function and worsening glucose tolerance over time: insight from the first year postpartum. Diabetologia, 2015, 58(6): 1354-1362.

[24] Daenen S, Sola-Gazagnes A, M'bemba J, et al. Peak-time determination of post-meal glucose excursions in insulin-treated diabetic patients. Diabetes & Metabolism, 2010, 36(2): 165-169.

第 5 章　代谢热整合法

人体进行一切活动所需的能量都来自三大营养物质，即糖、蛋白质，以及脂肪的代谢。其中人体所需的 70% 的能量都由糖提供。血糖的有氧氧化是产热过程，产热量和分解的血糖量有正相关关系[1]。在静息状态下，除了心跳、呼吸等一些基本生理活动消耗少部分能量以外，绝大部分的能量都转化为热量，用来维持体温，能量代谢释放出来的大部分热量是糖代谢产生的[1]。由于代谢热大部分是血糖分解释放出来的热量，因此代谢热和人体血糖浓度之间存在一定的关系。下面从代谢热整合法的理论基础、相关研究现状、特征提取和硬件实现等方面进行讨论。

5.1　代谢热整合法理论基础

5.1.1　人体代谢相关参数和血糖浓度的关系

研究人员对人体血糖浓度与代谢热量的关系进行了研究。1976 年，Chevaux 等[2]比较了在不同条件下碳水化合物和脂肪的代谢，在胰岛素水平保持不变的情况下静脉灌注血糖，碳水化合物的代谢率从 45 上升到 92。1977 年，Felber 等[3]在普通人和糖尿病人进行 OGTT 时进行碳水化合物和脂质代谢的测定，结果发现正常人和 2 型糖尿病人的碳水化合物代谢率在服用葡萄糖后渐渐升高。口服葡萄糖后，人体血糖浓度和代谢率的变化如图 5-1 所示。可以看出，口服葡萄糖后血糖浓度都有一个先升后降的过程，随着血糖浓度的变化，人体的代谢率也发生变化。

1980 年，Meyer 等[4]测试了口服葡萄糖后能量通过各个途径消耗的量，结果显示正常人、1 型糖尿病患者和 2 型糖尿病患者通过不同途径的代谢量并不相同。

1982 年，Hillson 等[5]发现，注射葡萄糖后，人体的某些部位温度会发生变化，结果显示静脉注射葡萄糖后人体的脸颊温度升高，舌底温度下降。1982 年，Rousselle 等[6]研究发现，在口服葡萄糖耐量试验中，参与代谢的葡萄糖的量会比基础代谢高，这表明有多余的葡萄糖被氧化消耗。

通过以上研究可以发现，人体代谢产生的能量随着人体血糖浓度的上升而增加。代谢热整合法的理论认为，人体体温的恒定由葡萄糖氧化产热和人体散热两

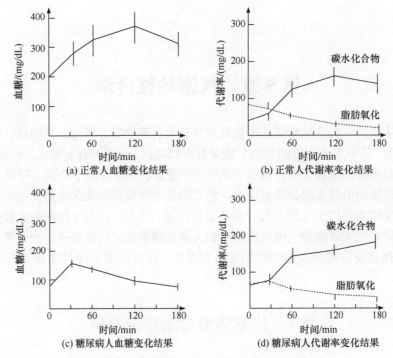

图 5-1　口服葡萄糖后人体血糖浓度和代谢率的变化

部分的平衡来维持。血液中的葡萄糖和氧在血液循环系统的作用下进入组织细胞中，然后经过氧化反应转化为能量、水和二氧化碳，大部分能量转换成热量，以对流和辐射两种方式散发到周围环境中。

代谢热整合血糖测试方法由 Cho 等[7-9]提出。他们认为，人体在静态下运动需要的能量很少，代谢释放出的大部分能量用于维持体温。为了体温的恒定，需要补偿向外界散发的热量，而代谢热就是补偿人体和外界之间热交换量的重要热量源。人体代谢热量是血糖浓度、供氧量的函数，它与血糖浓度、供氧量正相关。通过测试散热量可以估算代谢热，因此他们提出通过测量局部组织的供氧量和代谢热量来估算血糖浓度的代谢热整合法。其理论假设如下。

① 人体在静息状态下代谢产热量与散热量可视为相等。

② 代谢产热量是血糖浓度和供氧量的函数。

③ 供氧量是血氧饱和度和局部组织血流量的函数。

④ 人体散热主要由对流、辐射两种形式完成。

根据假设可知，代谢热量为血糖浓度和供氧量的函数，氧供给量又由血氧饱和度、血红蛋白浓度和局部组织的血流量决定，因此代谢产热量为血糖浓度值、血氧饱和度、血红蛋白浓度和血流量的函数，即

$$H = \text{Function}(G, \text{qb}, \text{SpO}_2, \text{Hb}) \tag{5-1}$$

其中，H 为代谢热量；qb 为血流量；SpO_2 为血氧饱和度；Hb 为血红蛋白浓度；G 为血糖浓度值。

若测得代谢热量、血氧饱和度、血红蛋白和血流量，就可以推算出血糖浓度值，即

$$G = \text{Function}(H, \text{qb}, \text{SpO}_2, \text{Hb}) \tag{5-2}$$

5.1.2　局部组织散热测定

人体与环境的热量交换主要通过辐射、对流、传导、蒸发等四种方式完成，在人体与外界物体没有接触的情况下，传导方式的散热量已经综合到对流换热中。人体的热量交换依然遵循热力学第一定律，因此人体的热平衡方程可以表示为[10]

$$Q = R + C + C_{\text{res}} + E_{\text{sk}} + E_{\text{res}} + S \tag{5-3}$$

其中，Q 为局部组织散热；R 为机体与环境的辐射散热；C 为机体与环境的对流换热；C_{res} 为机体呼吸对流散热；E_{sk} 为皮肤表面蒸发散热；E_{res} 为机体呼吸蒸发散热；S 为体内蓄热。

对于 S，当人体产热量大于散热量时其值为正，反之为负值。一般情况下，人体可以通过机体调节使 S 为零，即人体重新达到热平衡。

辐射散热是人体局部组织与周围环境通过辐射交换的热量。根据斯特藩-玻尔兹曼(Stefan-Boltzmann)定律可得 R 为[11]

$$R = \varepsilon_s \varepsilon_e \sigma [(T_s + 273.15)^4 - (T_a + 273.15)^4] \tag{5-4}$$

其中，ε_s 为人体皮肤辐射率；ε_e 为周围环境的平均辐射率；T_s 为人体皮肤表面温度；T_a 为环境温度；σ 为玻尔兹曼常数，$\sigma = 5.67 \times 10^{-8}\,\text{W} / (\text{m}^2 \cdot \text{K}^4)$。

对流换热为人体皮肤表面与环境交换的热量。应用牛顿换热公式，对流换热量可以表示为

$$C = h_c(T_s - T_a) \tag{5-5}$$

其中，T_s 为人体皮肤表面温度；T_a 为环境温度；h_c 为对流换热系数，由表 5-1 决定(其中，$1\text{cal} = 4.1868\text{J}$)。

表 5-1　平均对流换热系数与气流、步行速度之间关系

平均对流换热系数 /[kcal / (m² · h · ℃)]	状态	备注
$h_c = 10 v^{0.5}$	座位	室内气流速度 v 用风速计来测试
$h_c = 5.6 v_{\text{tw}}^{0.39}$	在跑步机上步行	v_{tw} 是跑步机的速度

续表

平均对流换热系数 /[kcal / (m² · h · ℃)]	状态	备注
$h_c = 7.4 v_{fw}^{0.53}$	步行	v_{fw} 是步行的速度
$h_c = 7.4 v_{fw}^{0.53} + 1.7 v_a^{0.86}$	步行	相对气流速度 v_a ，与步行方向相反

人体蒸发散热主要由隐性蒸发散热和显性蒸发散热两部分组成，即

$$E_{sk} = E_{diff} + E_{rsw} \tag{5-6}$$

其中，E_{diff} 为隐性蒸发散热；E_{rsw} 为显性蒸发散热。

在一定湿度下，皮肤显性蒸发散热可以表示为

$$E_{rsw} = 0.42 \times (H - 58.15) \tag{5-7}$$

范格尔认为，人体处在隐性蒸发散热状态时，皮肤扩散与人体的调节系统无关，水分蒸发散热只从皮肤组织间隙直接渗出[6]。在这种形式下，虽然人体手指皮肤表面在没有出汗造成皮肤湿润的情况下，看上去是干燥的，但实际情况是，经过皮肤组织，手指中的一部分水分已经直接蒸发到周围的环境中了。这部分散热可以表示为

$$E_{diff} = 3.05 \times 10^{-3} \times (254 \times T_s - 3335 - P_a) \tag{5-8}$$

其中，P_a 为环境水蒸气压力。

水蒸气气压使用温度和相对湿度计算，即

$$\ln P = \ln(R_h \times 611.2) + \frac{17.62T}{243.12 + T} \tag{5-9}$$

其中，R_h 为相对湿度；T 为水蒸气温度，即环境温度。

人体在呼吸时，由于吸入和呼出的空气湿度不一样，因此形成呼吸蒸发散热，同时伴随着呼吸对流散热，计算式可以表示为

$$E_{res} = 0.0000173 \times H \times (5867 - P_a) \tag{5-10}$$

$$C_{res} = 0.0014 \times H \times (34 - T_a) \tag{5-11}$$

其中，E_{res} 为呼吸蒸发散热；C_{res} 为呼吸对流散热。

按照 Cho 等[9]的理论假设，代谢热和散热量一样，因此可以得到人体代谢热量计算公式，即

$$H = \frac{\varepsilon_s \varepsilon_e \sigma [(T_s + T_0)^4 - (T_a + T_0)^4] + (0.775 + h_c)T_s - h_c T_a - 3.05 \times 10^{-3} P_a - 34.594}{0.0014 \times T_a + 1.72 \times 10^{-5} \times P_a + 0.43}$$

$$\tag{5-12}$$

其中，T_0 为绝对零度。

5.1.3　胰岛素对代谢热整合法的影响

　　代谢热整合法测试的是参加代谢的葡萄糖浓度。人体血液中的葡萄糖和参加代谢的葡萄糖之间并不是简单的线性关系，受胰岛素的影响很大。进入组织细胞进行局部糖代谢的葡萄糖包含两个部分，一部分是在基础糖代谢的作用下，促使血液中的葡萄糖从血液进入组织细胞；另一部分是在间质组织内胰岛素的作用下，葡萄糖从血液进入组织细胞进行糖代谢。当血糖水平在基准值附近时，局部代谢以基础代谢为主；当血糖水平高于基准值时，胰岛素的作用就会加强，使进入组织细胞进行糖代谢的葡萄糖量增加。尤其是，进食后 1h 左右，血液中的葡萄糖会达到峰值，这时在胰岛素作用下进入组织细胞的葡萄糖量比例较大，产生的代谢热较多。

　　葡萄糖进入或流出血液受两方面的影响。一方面，它受血液中基础血糖水平的影响，当血液中血糖水平高于基础血糖水平时，葡萄糖就会从血液流出。当血液中血糖水平低于基础血糖水平时，葡萄糖就会流入血液。另一方面，在间质组织中胰岛素的作用下，葡萄糖也会从血液中流失。因此，可以建立葡萄糖和间质组织中胰岛素的动态模型[12,13]，即

$$\frac{dG(t)}{dt} = S_G(G_b - G(t)) - X(t)G(t), \quad G(t_0) = G_0 \tag{5-13}$$

其中，$G(t)$ 为血浆中的葡萄糖的浓度；$X(t)$ 表示间质组织内的胰岛素活性；G_b 为血浆内的基础血糖值；S_G 为葡萄糖效能。

　　与葡萄糖类似，胰岛素进入或流出间质组织也受到两方面的影响。一方面，当血浆内胰岛素水平高于血浆内胰岛素基础值时，胰岛素流入间质组织，反之，则流出。另一方面，胰岛素流出间质组织的速度与间质组织内胰岛素的浓度呈正相关关系，即

$$\frac{dX(t)}{dt} = k_1[S_I(I(t) - I_b) - X(t)], \quad X(t_0) = 0 \tag{5-14}$$

其中，$I(t)$ 为血浆中的胰岛素浓度；I_b 为基础状态下血浆中的胰岛素浓度；S_I 为胰岛素敏感性；k_1 为调节系数。

　　我们认为，间质组织内胰岛素活性与血糖的乘积 $X(t)G(t)$ 和参加糖代谢的血糖量成正比关系。因此，除了血糖浓度，代谢热量还和间质组织内胰岛素活性有密切的关系。上述两个血糖-胰岛素关系的基础是 Bergman 最小化模型。式(5-13)即可写为

$$X(t)G(t) = S_G(G_b - G(t)) - \frac{\mathrm{d}G(t)}{\mathrm{d}t}, \quad G(t_0) = G_0 \tag{5-15}$$

由此可知，血糖代谢率是血糖浓度和血糖浓度变化速度的函数。

利用健康人的胰岛素和血糖频繁抽血糖耐量试验(frequently sampled intravenous glucose tolerance test，FSIGTT)的试验数据[14]，结合胰岛素-血糖模型可以估计模型参数和间质组织胰岛素浓度。仿真使用 Bergman 提供的 Matlab 工具包。

血糖试验数据和模型数据的仿真结果如图 5-2 所示。图 5-3 所示为胰岛素试验数据。图 5-4 和图 5-5 分别为仿真得到的间质组织内的胰岛素活性、间质组织内的胰岛素活性和血糖的乘积。

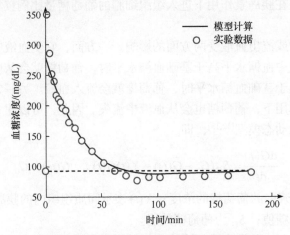

图 5-2　血糖试验数据和模型数据的仿真结果

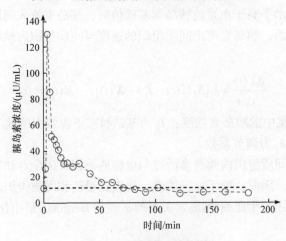

图 5-3　胰岛素试验数据

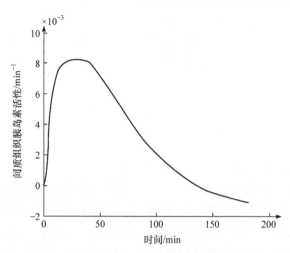

图 5-4　间质组织内的胰岛素活性的仿真结果

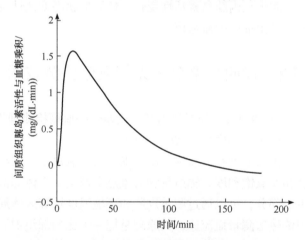

图 5-5　间质组织内的胰岛素活性和血糖的乘积

从仿真结果来看，间质组织内胰岛素活性与血糖乘积的变化趋势和血糖变化趋势并不相同，而间质组织内胰岛素活性与血糖的乘积和人体代谢热的变化趋势相近。通过仿真结果分析可以确定代谢热和血糖之间是非线性关系。用代谢热整合法测量血糖时，血糖-胰岛素的关系是提高血糖预测能力的重要因素。尤其对于糖尿病患者来说，其影响更大。

虽然胰岛素对血糖测量的影响很大，但是并不能简单地测量出胰岛素浓度和间质组织内的胰岛素活性。由上述血糖胰岛素模型可知，要求解间质组织内的胰岛素活性需要知道血糖浓度变化或者血浆胰岛素浓度变化，因此我们可以利用其他方法测出来的血糖浓度的变化得到间质组织内胰岛素活性的特性曲线。实际应用中有连续血糖测量和单点血糖测量，可以从连续测试中直接获得血糖变化曲线，然后得到间质组织内的胰岛素活性变化曲线。单点测量并不能获得血糖变化曲线，因此我们对血糖变化进行模型化，例如对正常人用的高斯模型，即

$$G(t) = a \cdot \exp\left[-\left(t - \frac{b}{c}\right)^2\right] + d \tag{5-16}$$

其中，a、b、c为模型系数；d为基础代谢率。

可以通过分析血糖变化求出 a、b、c，例如已知血糖变化宽度、变化幅度、血糖积分量，可以求出模型系数；如果知道进食时间，可以用血糖变化模型有效地消除间质组织内胰岛素活性对血糖测试引起的影响。我们可以通过模型有效地消除不同人因胰岛素功能差异对代谢热整合法无创血糖测试产生的影响，首先利用血糖预测值求取间质组织内胰岛素活性变化，然后把胰岛素活性变化应用到代谢热整合法测试中，求出准确的血糖值。

5.2　代谢热整合法无创血糖检测技术

2004 年，Cho 等[7-9]和日立公司提出基于代谢热的血糖检测理论，并成功研制出代谢热整合法血糖仪。其模型如式(5-2)所示。

模型假设血红蛋白浓度和血氧饱和度的乘积为血氧总量，用红外漫反射法计算血红蛋白浓度和血氧饱和度。辐射量和对流热交换量是人体局部组织与外界进行热交换量的主要部分，可以通过测量皮肤和环境温度计算人体局部组织向外界散发的热量。用传热法测量血流速，其原理是把一个比局部组织温度低的金属棒贴在组织上，人体局部组织的热量将从组织传递到金属棒上，通过金属棒上的温度变化得到血流量值。这是因为当金属棒贴在组织上后，由于热量传输，周围的组织温度会下降，血液的流动会补充传递走的热量，而这个热量跟血流量有关系。另外，金属棒和周围空气之间的热交换量相比于组织和传热棒之间的热交换量较小，可以忽略金属棒和周围环境之间的热交换，因此金属棒的平均温度变化和从组织传递到金属棒的热量是线性关系，通过金属棒的温度变化就可以获得血流量。日立公司的代谢热整合法测试样机示意图如图 5-6 所示。检测局部组织位置为手指。图 5-7 所示为该仪器的测试结果，相关系数为 0.91。

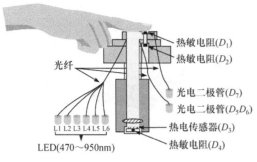

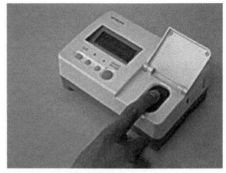

图 5-6　日立公司的代谢热整合法测试样机示意图[12]

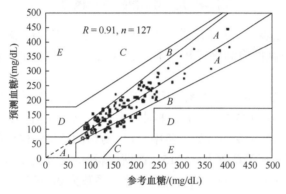

图 5-7　日立公司代谢热整合法仪器测试结果

唐飞等[15-21]从 2005 年开始进行无创血糖检测技术的研究，在代谢热整合法方面做了很多工作。他们通过研究人体的散热规律和代谢过程，完善理论体系和算法，进行多参数传感器探头的设计，研制出基于代谢热整合法无创血糖检测仪。样机已完成原理验证、产品可行性验证、超大规模集成、量产定型等四个阶段。唐飞等研制的无创血糖仪如图 5-8 所示。

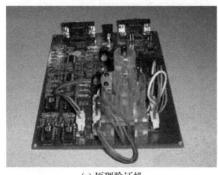

(a) 原理验证机

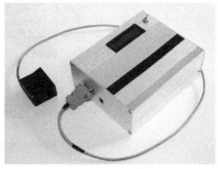

(b) 一代产品验证机

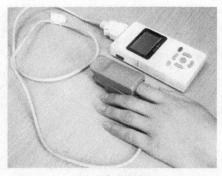 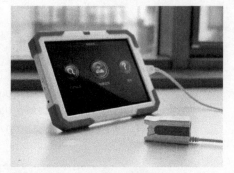

(c) 二代产品验证机　　　　　　　　(d) 三代产品验证机

图 5-8　唐飞等研制的无创血糖仪

唐飞等先后在多家三甲医院进行了不同人群的科研临床试验。试验表明，代谢热整合法无创血糖检测仪样机与有创测量方法得到的血糖结果具有良好的相关性。

试验使用 CEG 分析和相关系数两个指标，相关结果如图 5-9～图 5-11 所示。在健康人试验中，共获得 195 对检测样本，其中 A 区 181 对、B 区 14 对，相关系数为 0.6626。在糖耐量受损者的试验中，140 对检测结果同样全部落在 A、B 区，其中 A 区 119 对，相关系数为 0.8715。在糖尿病患者试验中，检测结果落在 A～E 区的对数分别为 327、174、0、10、0，相关系数为 0.7265。

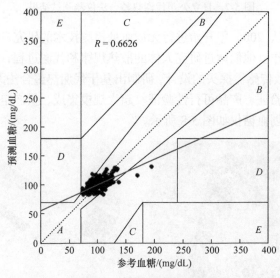

图 5-9　健康人试验结果

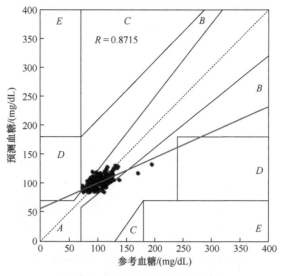

图 5-10　糖耐量受损者试验结果

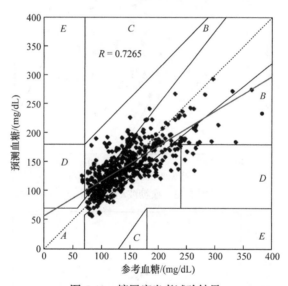

图 5-11　糖尿病患者试验结果

　　Lee 等[22]利用人体糖代谢过程的相关参数进行无创血糖测试。测试的参数包括呼吸气体量、呼出气体氧气含量和指尖导热率等。图 5-12 所示为血糖测试原理图。

　　通过传感器测得相关参数后，建立线性分类模型，对不同人群的血糖波动进行分类，分类准确率达到 84.26%，如图 5-13 所示。

　　此外，他们还分析了各个参数和血糖浓度的相关性。以指尖导热率为例，其结果(图 5-14)表明导热率与血糖浓度之间存在线性关系。

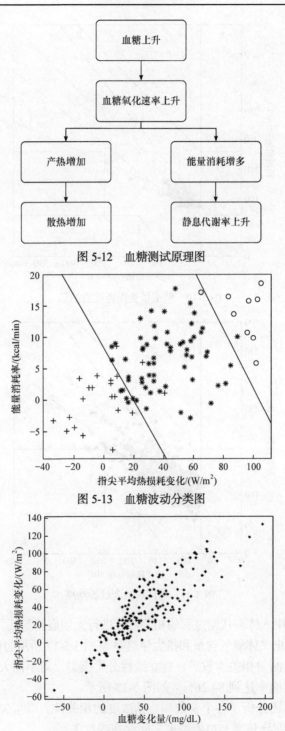

图 5-12　血糖测试原理图

图 5-13　血糖波动分类图

图 5-14　指尖导热率和血糖浓度的关系

5.3　代谢热整合法特征测量

基于代谢热整合法的无创血糖仪需要测试与人体散热和供氧量相关的参数。人体散热主要包括蒸发散热、辐射散热和对流散热，占比分别为 22%、60% 和 15%[23]，通过温度、辐射温度和湿度传感器可以计算各个途径的散热量。供氧量可以通过血流速、血氧饱和度和血红蛋白来计算，但是计算相对复杂一些。

5.3.1　局部组织的血流速测量

血液流动承担着人体 80% 的物质交换，是保证人体微循环的必要条件，也是保证人体组织生理功能正常工作的前提。这里讨论的氧气和热量是通过血液传输和交换完成的。由于被传输的物质量和血流速之间有一定的关系，测试血流速是计算代谢热整合法需要的供氧量和散热量的重要条件。与其他检测方法一样，血流速检测方法也分为有创检测方法和无创检测方法两种。由于无创血糖仪的限制，只能用无创检测方法测量血流速。常用的无创血流速检测方法有多普勒方法[7,8]和热力学方法。多普勒方法技术比较成熟，相关产品已上市并在临床上应用。但是，由于其结构复杂、价格昂贵，该技术不适合便携式血糖仪使用。热力学方法使用与血液温度不同的导热装置接触人体组织，以两者之间的温度差异变化或者热量转移作为特征测量局部组织血流速。表 5-2 所示为血液检测的热力学方法。热流失法和热脉冲衰减法通过对局部组织加热，然后检测组织血液带走热量的速度来计算血流速。这两种方法都需要对人体组织加热，不可避免地存在给人体带来伤害的可能性。

表 5-2　血液检测的热力学方法[24,25]

方法	优点	缺点
热流失法	检测时间快	装置需要加热，会给被检测人带来伤害
热脉冲衰减法	结构简单，检测时间快	需要加热装置，存在侵害性
热传递法	结构简单，检测时间快	散热效果不好，理论模型需要改进

热传递法主要通过把传热棒简化为一维长度，检测传热棒两端的温度变化情况，然后根据温度变化计算血流速[11,12]。其主要原理是，将一个温度低于体表温度的传热棒与手指表面接触以后，手指表面与传热棒之间产生热量传递，进而使手指温度发生变化。传热棒上任意点的温度变化量依赖从手指到传热棒的热传递量，而热传递的热量取决于毛细血管中的血流速。因此，通过测量传热棒上任意

点的温度变化，就可以推算出血流速。热传递法示意图如图 5-15 所示。

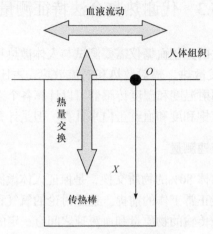

图 5-15　热传递法示意图

热传递法认为热传递的过程包括 4 个热量变化，即手指与传热棒接触后手指皮肤与血液之间的交换热量 $\mathrm{d}w_1$、手指与传热棒接触端传递的热量 $\mathrm{d}w_2$、传热棒内部正方向传递的热量 $\mathrm{d}w_{3+}$、传热棒内部反方向传递的热量 $\mathrm{d}w_{3-}$，即

$$\mathrm{d}w_1 = (T_2 - T_1)C_b\rho_1 q\mathrm{d}t \tag{5-17}$$

$$\mathrm{d}w_2 = (T_2 - T_3(0))u_2 s_1 \mathrm{d}t \tag{5-18}$$

$$\mathrm{d}w_{3+} = T'_{3+}u_1 s_2 \mathrm{d}t \tag{5-19}$$

$$\mathrm{d}w_{3-} = T'_{3-}u_1 s_2 \mathrm{d}t \tag{5-20}$$

其中，T_1 为血液初始的温度；T_2 为手指皮肤的温度；C_b 为血液的热容；ρ_1 为血液的密度；q 为血液的流速；$T_3(0)$ 为传热棒与手指接触端的温度；u_2 为传热棒与皮肤的热交换传导系数；T'_{3+} 为传热棒温度的右导数；T'_{3-} 为传热棒温度的左导数；u_1 为传热棒自身的热传导系数；s_1 为传热棒与手指皮肤接触的面积；s_2 为传热棒的横截面积。

通过图 5-15 中传热棒与手指之间的热量传递关系，并结合求得的热量变化值，可以得到手指皮肤温度的变化值 $\mathrm{d}T_2$、传热棒与手指接触端的温度变化值 $\mathrm{d}T_3(0)$、传热棒内部的温度变化值 $\mathrm{d}T_3$、传热棒远离接触端的温度变化值 $\mathrm{d}T_3(L)$，即

$$\mathrm{d}T_2 = \frac{\mathrm{d}w_1 - \mathrm{d}w_2}{m_2 c_2} \tag{5-21}$$

$$\mathrm{d}T_3(0) = \frac{\mathrm{d}w_2 - \mathrm{d}w_{3+}(0)}{s_1\rho_3 c_3} \tag{5-22}$$

$$dT_3 = \frac{dw_2 - dw_{3+}}{s_2 \rho_3 c_3} \tag{5-23}$$

$$dT_3(L) = \frac{dw_3 - L}{s_2 \rho_3 c_3} \tag{5-24}$$

其中，m_2 为手指接触点的等效质量；c_2 为皮肤等效热容；ρ_3 为传热棒的密度；c_3 为传热棒的热容；L 为金属棒的长度。

原理上，传热棒任意点的温度变化情况都可以用来反映血流速的变化趋势。但是，实际检测过程会引入个体差异及环境因素的干扰，一般使用传热棒两端的温度变化进行血流速的计算。传热棒近端温度传感器信号和远端温度传感器信号的变化如图 5-16 所示。

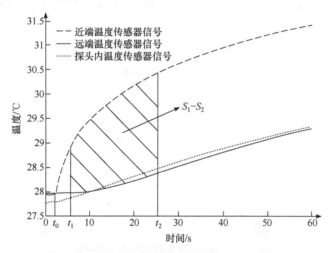

图 5-16　传热棒近端温度传感器信号和远端温度传感器信号的变化

因此，可以采用传热棒近端温度与远端温度均差值 $\bar{S}$、温度变化率 S' 建立血流速的计算模型。血流速 q 可以表示为

$$q = a_{\bar{s}}\bar{S} + a_{s'}S' + a_v \tag{5-25}$$

$$\bar{S} = \frac{\int_{t_1}^{t_2} T_j - \int_{t_1}^{t_2} T_y}{t_2 - t_1}, \quad S' = \frac{T_{j2} - T_{j1}}{t_2 - t_1} \tag{5-26}$$

其中，$a_{\bar{s}}$、$a_{s'}$、a_v 为血流量模型的参数；T_j 表示传热棒近端温度；T_y 表示传热棒远端温度；t_1 为有效数据起始时间点；t_2 为有效数据的结束时间点；T_{j2} 为传热棒近端在测试结束时刻的温度；T_{j1} 为传热棒近端在测试开始时刻的温度。

设 S_1 为传热棒近端温度平均值，S_2 为传热棒远端温度平均值，则传热棒近端温度与远端温度均差值 $\overline{S} = \dfrac{S_1 - S_2}{t_2 - t_1}$。这种计算方法可以减弱温度漂移带来的测量误差，增强抗干扰能力。温度变化率反映的是个体差异对传热棒温度变化速度和均差值变化速度的影响。

　　这里的血流速定义为体积流量，一般单位为 g/cm³/s。该体积流量难以通过无创的方式在体外方便地测量，因此采用 PeriCam PSI 系统测得的组织灌注率作为标准血流速值。PeriCam PSI 系统基于激光散斑对比分析进行组织灌注率的测量，其单位为 BPU。

　　同时，采集传热棒两端的温度变化和 PeriCam PSI 的测量结果，通过不同强度的运动改变血流速，得到不同血流速下的实验数据。利用实验数据建立热传递法的血流速计算模型，得到热传递法血流速测量结果，如图 5-17 所示。其相关系数为 0.8946。

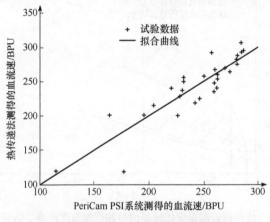

图 5-17　热传递法血流速测量结果

5.3.2　血氧饱和度和血红蛋白浓度

　　血红蛋白浓度和血氧饱和度是表征氧容量的重要指标。血红蛋白浓度指单位体积血液内所含的血红蛋白的量。血红蛋白是红细胞的主要组成部分，能与氧结合运输氧和二氧化碳。血氧饱和度是血液中与氧结合的氧合血红蛋白的容量占全部可结合血红蛋白容量的百分比，是呼吸循环的重要生理参数。氧容量和氧合血红蛋白的容量有密切的关系。氧合血红蛋白是血红蛋白浓度和血氧饱和度的乘积。研究人员常使用红外光电法测量血氧饱和度和血红蛋白浓度，用不同波长的近红外光照射手指皮肤表面组织，入射光线在人体组织内被各种组织成分散射和吸收一部分之后被反射或透射出组织外，由特定位置的光电接收器检测出射光强，然后计算各波长上光线的被吸收量，得到组织的吸收光谱。由于血液中不同的成分对特定波长的吸收不同，因此可以得到血液中不同成分的吸收光谱，进而计算得到不同成分的浓度[13,14]。目前，血氧饱和度测量技术非常成熟，大部分测量仪器都是基于无创红外检测方法，其精度为 2%，能够满足临床要求。血红蛋白浓度也可以通过红外光电方法检测，但是容易受到很多干扰因素的影响，相比血氧饱和度的测量难度更大，市场上的成熟产品不多。Masimo 公司的 Rainbow 是最受认可的一款光电法血红蛋白测量仪。利用红外光电技术测量血氧饱和度和血红蛋白浓度的理论依据是朗伯-比尔定律。当光线照在某物质上时，入射光强 I 与出射光强 I_0 之间有

$$I = I_0^{\varepsilon cd} \tag{5-27}$$

I 和 I_0 的比值取对数可以得到吸光度 A，即

$$A = \ln \frac{I}{I_0} = \varepsilon cd \tag{5-28}$$

其中，c 为被测组织成分的浓度；d 为光穿透的路径长度；ε 为组织成分的吸光系数。

人体组织比较复杂，对光存在强散射现象。大量统计结果表明，由于散射的影响，光子从入射光源到光电检测器之间为随机迁移过程，光线总的传播路径为"弯弓"形，因此朗伯-比尔定律需要修正。强散射下的吸收定律可以近似地表示为

$$A = \ln \frac{I}{I_0} = \varepsilon cd_{\mathrm{pef}} + S \tag{5-29}$$

其中，S 为组织成分散射引起的衰减因子；d_{pef} 为光线路径修正因子。

资料显示，水占人体血液的 70%～85%，正常人血红蛋白浓度占 11%～15%，其他成分不到 19%[15]。因此，可以假设，血液的大部分成分为水和血红蛋白。

正常情况下，血的密度为常数(全血密度为 1.048g/ml，红细胞密度为 1.085g/ml，血浆密度为 1.019g/ml，并且血浆密度变化较小)[16]。由散射引起的光衰减和通过血管的光的平均光程跟波长关系不大，血液成分中各浓度之间的关系为

$$C_0 = C_{\mathrm{Hb}} + C_{\mathrm{HbO_2}} + C_{\mathrm{H_2O}} + C_{\mathrm{other}} \tag{5-30}$$

其中，C_0 为血液浓度(密度)；C_{Hb} 为去氧血红蛋白浓度；$C_{\mathrm{HbO_2}}$ 为氧合血红蛋白浓度；$C_{\mathrm{H_2O}}$ 为水浓度；C_{other} 为其他成本的浓度。

C_{other} 为常数，式(5-30)可写为

$$\tilde{C}_0 = C_{\mathrm{Hb}} + C_{\mathrm{HbO_2}} + C_{\mathrm{H_2O}} \tag{5-31}$$

其中，$\tilde{C}_0 = C_0 - C_{\mathrm{other}}$。

对于血液，朗伯-比尔定律可以写为

$$\ln\frac{I_0}{I} = (C_{Hb}\varepsilon_{Hb} + C_{HbO_2}\varepsilon_{HbO_2} + C_{H_2O}\varepsilon_{H_2O} + C_{other}\varepsilon_{other})d_{pef} + S \tag{5-32}$$

式(5-32)左边的变化与 C_{other}、ε_{other} 的关系不大,可以写为

$$\ln\frac{I_0}{I} = (C_{Hb}\varepsilon_{Hb} + C_{HbO_2}\varepsilon_{HbO_2} + C_{H_2O}\varepsilon_{H_2O})d_{pef} + \tilde{S} \tag{5-33}$$

其中,$\tilde{S} = C_{other}\varepsilon_{other}d_{pef} + S$,由于其他成分的浓度相对小,变化亦更小,因此我们可以把 $\tilde{S}$ 看成常数。

实际上,挑选红外波长时,应该选择血红蛋白和水的吸光系数较大的波长。该条件下我们感兴趣的成分浓度和吸光系数乘积更大,可以忽略其他成分的影响。

去氧血红蛋白、氧合血红蛋白和水的吸光度变化如图 5-18 所示。

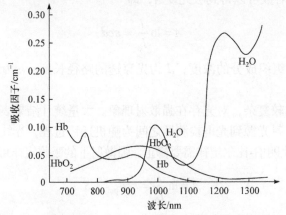

图 5-18 去氧血红蛋白、氧合血红蛋白和水的吸光度变化[26]

为了有效地得到水的占比,选择 660、800、940、1300nm 波长。在 4 个波长的情况下,加上一个浓度求和方程共 5 个方程,由此可以求出唯一的解。

血氧饱和度的计算式为

$$SpO_2 = \frac{C_{HbO_2}}{C_{HbO_2} + C_{Hb}} \tag{5-34}$$

采用光电法测量血氧饱和度、血红蛋白浓度的传感器按照入射光源和光电探测器的位置可分为透射型和反射型。透射型是指入射光源和光电探测器分布在被测组织的两侧。反射型是指光电探测器和入射光源位于被测组织的同侧。光电传感器探测头主要包括发光元器件和光信号探测元器件。发光元器件可以是发光二极管或激光二极管。光电探测器为光电管。光电探测器与发光元器件之间需要隔开一定的距离,以保证一定的有效光程。

为了标定血氧饱和度模型的系数,对仪器测试结果和血氧饱和度模拟器的测试结果进行对比。利用血氧饱和度模拟器的试验数据,血氧饱和度从 98%开始,

每隔 5%做一次试验，共 13 次试验数据。当血氧饱和度低于 70%时，模型的准确性大大降低，而实际进行无创血糖检测时，人体的血氧饱和度也不会低于 70%，因此截取 70%～98%的数据作为模型数据。读取原始记录数据，提取 660nm 和

940nm 波长的 $\ln \dfrac{\Delta I}{I_{\max}}$，计算可得 $R = \dfrac{\ln\left(1 - \dfrac{\Delta I^{660}}{I_{\max}^{660}}\right)}{\ln\left(1 - \dfrac{\Delta I^{940}}{I_{\max}^{940}}\right)}$，进行二阶线性拟合，得到血

氧饱和度计算模型 $\mathrm{SpO}_2 = aR^2 + bR + c$。血氧饱和度模型结果如图 5-19 所示。

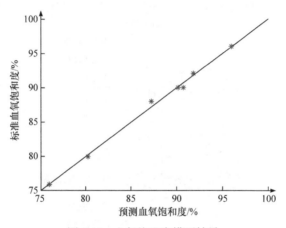

图 5-19　血氧饱和度模型结果

5.4　代谢热整合法硬件实现

传感器探头需要把血流量检测系统、血氧饱和度检测系统、血红蛋白检测系统，以及代谢热检测系统集成在一起。下面介绍一种具体实现方式。图 5-20 所示为传感器探头的结构图。图 5-21 所示为血流量检测系统结构图。图 5-22 所示为传热棒结构图。

底座和盖板构成传感器探头的支撑保护构件。底座侧面的散热孔有助于探头中电路板和测试过程中手指产生热量的快速散发。湿度传感器用来检测环境湿度和手指湿度。红外辐射温度传感器用来检测手指表面温度。两个热敏电阻，一个用来测量与手指皮肤接触的皮肤近端传热棒温度，另一个用来测量皮肤远端传热棒温度。热敏电阻、传热棒及红外辐射温度传感器构成血流量检测系统。测试完后，散热片用来帮助传热棒的散热。

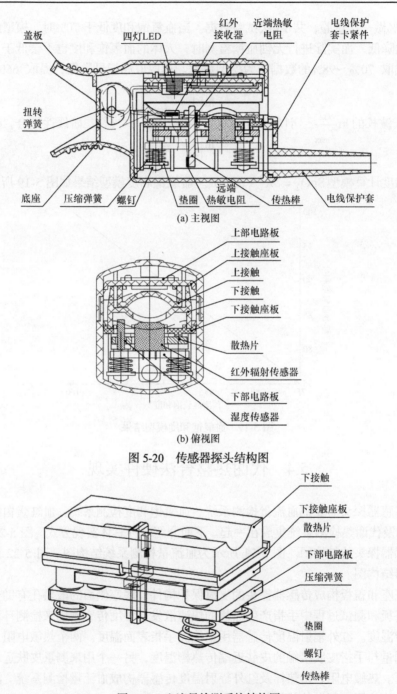

(a) 主视图

盖板　四灯LED　红外接收器　近端热敏电阻　电线保护套卡紧件

扭转弹簧

底座　压缩弹簧　螺钉　垫圈　远端热敏电阻　传热棒　电线保护套

(b) 俯视图

上部电路板
上接触座板
上接触
下接触
下接触座板
散热片
红外辐射传感器
下部电路板
湿度传感器

图 5-20　传感器探头结构图

下接触
下接触座板
散热片
下部电路板
压缩弹簧
垫圈
螺钉
传热棒

图 5-21　血流量检测系统结构图

用于血流量测试的两个热敏电阻为 Pt100 薄膜铂电阻。其温度系数为 $T_C =$

$3.85×10^{-3}/K$。在无创血糖检测系统温度范围(10～40℃)内，热敏电阻的阻值为 $103.85～114.82Ω$，测量电流为0.3～1.0mA，精度可以达到0.1℃。因此，通过导热胶把Pt100薄膜铂电阻黏在传热棒两端，可以测量传热棒两端的温度变化。

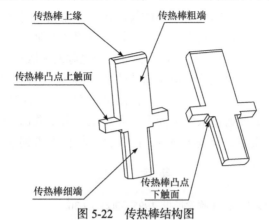

图 5-22　传热棒结构图

测量手指皮肤温度的红外辐射温度传感器要求高精度、响应速度快，能够直接输出数字信号。因此，选用红外辐射传感器，通过感知被测物体的热辐射，把检测到的物理量转换为数字信号。

基于代谢热整合法的无创血糖检测仪的硬件系统框图如图 5-23 所示。探头部分集成传感器采集各类生理信号，主机部分包括数据处理模块和平板交互部分。

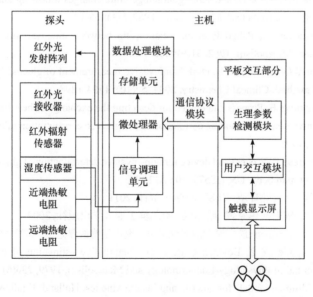

图 5-23　基于代谢热整合法的无创血糖检测仪的硬件系统框图

5.5　本章小结

　　代谢热整合法无创血糖仪基于人体代谢热量和血糖浓度之间的关系，受人体血液中其他成分变化的影响较小，具有较好的鲁棒性，是一种有希望实现无创血糖检测的方法。目前，该方法主要受限于环境变化对人体散热量计算方式的影响，以及用药与注射胰岛素对人体代谢状态的改变。另外，代谢热整合法检测还需要解决的问题是考虑个性化差异，进一步提高准确度。综上所述，针对代谢热整合法目前存在的不足需要通过采集不同人群和环境的大量数据，开展大量的临床验证试验，建立校正模型，使基于该方法的无创血糖检测得到推广。

参 考 文 献

[1] 李继尧. 人体的能量代谢. 生物学通报, 1995, 30(2): 29-30.

[2] Chevaux F, Maeder E, Ravussin E, et al. Study by indirect calorimetry of the oxidation rate of carbohydrate in man at two different plasma insulin levels. Diabetologia, 1976, 12(4): 46.

[3] Felber J, Magnenat G, Castheélaz M, et al. Carbohydrate and lipid oxidation in normal and diabetic subjects. Diabetes, 1977, 26(7): 693-699.

[4] Meyer H, Curchod B, Maeder E, et al. Modifications of glucose storage and oxidation in nonobese diabetics, measured by continuous indirect calorimetry. Diabetes, 1980, 29(9): 752-756.

[5] Hillson R, Hockaday T. Facial and sublingual temperature changes following intravenous glucose injection in diabetics. Diabete & Metabolisme, 1982, 8(1): 15-19.

[6] Rousselle J, Bückert A, Pahud P, et al. Relationship between glucose oxidation and glucose tolerance in man. Metabolism, 1982, 31(9): 866-870.

[7] Cho O K, Kim Y O, Mitsumaki H, et al. Noninvasive measurement of glucose by metabolic heat conformation method. Clinical Chemistry, 2004, 50(10): 1894-1898.

[8] Cho O K, Holzgreve B. Process and device for detecting the exchange of heat between the human body and the invented device and its correlation to the glucose concentration in human blood. US, US5924996 A, 1999.

[9] Cho O K, Holzgreve B. Process and device for non-invasive determination of glucose concentration in parts of the human body. US, US5795305 A, 1996.

[10] 黄建华, 张慧. 人与热环境. 北京: 科学出版社, 2011.

[11] 其铮, 能源学. 辐射换热原理. 哈尔滨: 哈尔滨工业大学出版社, 2000.

[12] 李冬果, 李林. Bergman 最小模型的研究进展. 现代生物医学进展, 2009, 9(4): 764-767.

[13] Bergman R N, Ider Y Z, Bowden C R, et al. Quantitative estimation of insulin sensitivity. American Journal of Physiology-Endocrinology and Metabolism, 1979, 236(6): E667.

[14] Van Riel N. Minimal models for glucose and insulin kinetics. Holland: Eindhoven University of Technology, 2004.

[15] Tang F, Wang X, Wang D, et al. Non-invasive glucose measurement by use of metabolic heat

conformation method. Sensors, 2008, 8(5): 3335-3344.

[16] Tang F, Wang X, Wang D, et al. Research on noninvasive glucose measurement based on metabolic heat conformation method. Chinese Journal of Scientific Instrument, 2007, 28(10): 1857-1860.

[17] Tang F, Yu C L, Li S Z, et al. Measurement of peripheral blood flow volume with new heat transfer method. Journal of Medical and Biological Engineering, 2015, 35(5): 677-684.

[18] 雷龙, 唐飞, 郭开泰, 等. 无创血糖检测仪温度标定系统的研制. 现代科学仪器, 2013, (5): 39-41.

[19] 李国军, 唐飞, 王晓浩, 等. 基于 TMS320F2812DSP 的无创血红蛋白浓度检测仪设计. 传感器与微系统, 2013, 31(12): 120-123.

[20] 李俊峰, 唐飞, 徐效文, 等. 热传递法无创测量血液流速. 仪器仪表学报, 2008, (z2): 1178-1180.

[21] 杨浩, 唐飞, 李曙哲, 等. 便携式代谢率检测系统的误差分析及改进. 传感技术学报, 2014, 27(11): 1490-1494.

[22] Lee C Y, Cheung P, Lam K. A novel opproach to estimate variations of blood glucose using noninvasive metabolic measurements. Energy, 2017, 555(89): 79.

[23] 赵荣义, 范存养, 薛殿华, 等. 空气调节. 北京: 中国建筑工业出版社, 1994.

[24] Müller-Schauenburg W, Apfel H, Benzing H, et al. Quantitative measurement of local blood flow with heat clearance. Basic Research in Cardiology, 1975, 70(5): 547-567.

[25] Holmes K R, Arkin H, Chen M. Tissue blood perfusion measured using the thermal pulse decay (TPD) method//International Conference of the IEEE Engineering in Century, New York, 1989: 301-303.

[26] 李凯扬, 刘利军, 王翔, 等. 人脑血氧的数据分析及其临床验证. 透析与人工器官, 2010, 21(2): 13-18.

chnological Instruments Science, 2008, 31(9): 313-314.

[16] Tian X, Wei L, Ai J, et al. Research on noninvasive blood measurement based on mathematical combination method. Chinese Journal of Scientific Instrument, 2011, 27(10): 153-152.

[17] Deng Y, Chen J, Yang G, et al. ... tissue blood combined method. Journal of Biophysical and Biochemical Engineering, 2015, 32(5): 63-354.

[18] ... 20(3): 1-2; 2012, 1-2-0.3.

[20] ... 2009, (12): 129-130.

[21] ...考...学...究...与...学...工...证.四川大学,2014.

第6章 其他无创血糖检测方法

除了前面几章介绍的无创检测血糖浓度的方法，还有一些其他方法也得到广泛研究。本章简要介绍超声波法、太赫兹法、拉曼光谱法、旋光法，以及光声法等无创血糖检测方法的实现原理和研究现状。

6.1 超 声 波 法

超声波法和反离子电渗法有些相似，目的都是将组织液中的葡萄糖渗透到皮肤表面，属于经皮检测。研究人员往往利用低频率超声增强药物经皮递送(超声促渗)的特性，以及超声可以促进组织液中的分析物向外传输等特性，非侵入性地提取分析物。

Smith 等[1]首先证明了超声介导的胰岛素经皮给药的可行性。图 6-1 为钹阵列(cymbal array，CA)结构，由 4 个换能器组成，元件 2×2 排列。研究人员使用超声钹阵列产生 20kHz 的脉冲，强度为 600mV，脉冲持续时间为 200ms，对大鼠经皮递送胰岛素，然后采集颈静脉血液测定血糖水平。对照试验发现，经过超声暴露的大鼠血糖水平下降到基础值以下，证明超声能够有效地促进胰岛素的经皮输送。

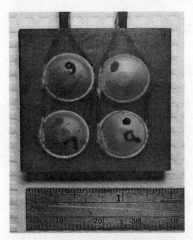

图 6-1 钹阵列[1]

Smith 等[1]使用类似的装置测量组织液葡萄糖水平。研究人员将轻量的钹阵列

(厚度 < 7mm、重量 < 22g)与由安培电极和葡萄糖氧化酶水凝胶组成的电化学葡萄糖传感器相结合，实现了葡萄糖水平的无创测量。皮肤经超声(20kHz)促渗后，利用电化学葡萄糖传感器测定组织液葡萄糖浓度。他们对 12 只大鼠(分为试验组和对照组)进行了葡萄糖浓度的测量试验，并与商用血糖仪测量的颈静脉血糖进行比较。试验操作如图 6-2(a)所示，大鼠躺卧，腹部和钹阵列之间用 1mm 厚的生理盐水池隔离。试验组超声激励 20min，对照组不激励。葡萄糖传感器的作用原理如图 6-2(b)所示。在葡萄糖氧化酶的作用下，葡萄糖通过葡萄糖氧化酶生成葡萄糖酸和过氧化氢。过氧化氢氧化产生的信号可以被电化学传感器测量得到。电化学传感器电极示意图如图 6-2(c)所示。工作电极与参考电极之间的电压为 0.7V，由计算机控制的恒压源施加[2]。传感器测得的平均血糖水平为 $356.0 \pm 116.6 mg / dL$，商用血糖仪测得的血糖水平为 $424.8 \pm 59.1 mg / dL$。

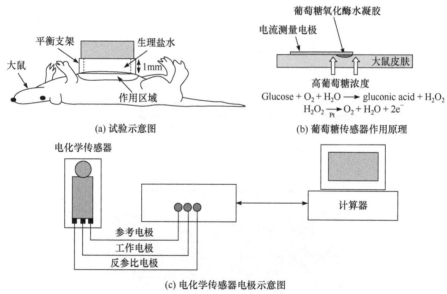

(a) 试验示意图　　　　　　　　　(b) 葡萄糖传感器作用原理

(c) 电化学传感器电极示意图

图 6-2　超声波法检测原理

　　Park 等[3]也进行了超声法无创测量血糖的研究。他们将 8 头猪(约 200lb，1lb =
0.45359kg)，分为 5 组进行活体试验，将 4 个生物传感器组成的钹阵列放置到猪的腋下区域。该阵列工作频率为 20kHz，峰值强度为 50 或 $100 mW / cm^2$，分别持续激励 5、10、20min。超声激励后，用生物传感器测定组织液的葡萄糖浓度。为了进行比较，用商用血糖仪测量从猪耳静脉采集的血液样本的血糖水平。结果表明，钹阵列和生物传感器系统测得的血糖值与血糖仪测得的血糖值呈现较接近的水平。峰值强度 $100 mW / cm^2$ 超声激励 20min 后，超声系统测定的平均血糖水平为 175±7mg/dL，与血糖仪测定的 166±5mg/dL 接近。结果表明，利用铍阵列对与人类体型相似的猪进行无创血糖检测是可行的，通过改进超声的作用条件，如频率、强度和暴露时间等，可以改善葡萄糖检测效果。

　　图 6-3 所示为单铍换能器结构示意图。其中虚线表示端点的弯曲，箭头表示运动方向。铍换能器由两个黄铜端盖中间夹一个陶瓷盘组成，谐振频率为 20kHz。工作时，陶瓷盘的位移转化为端盖的轴向位移。使用 4 个铍换能器构建一个轻量铍阵列，这些换能器以 2×2 的模式连接，并封装在聚合物中。图 6-4 所示为一种基于酶的电化学生物传感器，用于测量提取到皮肤表面的葡萄糖浓度。传感器由三个电极组成，即工作电极、反电极和参考电极。图 6-5 所示为试验装置放置示意图，将铍阵列和葡萄糖传感器结合置于猪皮肤表面，铍阵列产生超声波激励作用于猪皮肤表面，皮肤渗透出微量组织液，通过葡萄糖传感器测量渗透出的组织

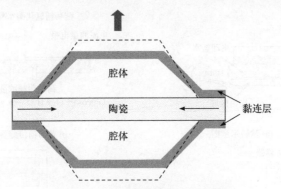

图 6-3　单铍换能器结构示意图[3]

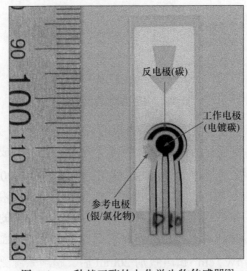

图 6-4　一种基于酶的电化学生物传感器[3]

液中的葡萄糖浓度。图 6-6 所示为超声系统在不同参数下测定组织液的葡萄糖浓度。给定超声测量系统不同的测试参数，测试结果与 Accu-Check 血糖仪和 i-STAT 分析仪的测量结果相比，可以取得较为接近的平均检测结果。尤其在 $100mW/cm^2$ 超声并暴露 10min 的条件下，超声法检测的平均水平与商用血糖仪基本一致。

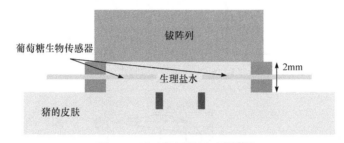

图 6-5　试验装置放置示意图[3]

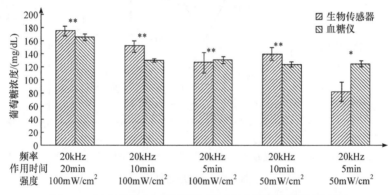

图 6-6　超声系统在不同参数下测定组织液的葡萄糖浓度[3]

6.2　太 赫 兹 法

太赫兹波频段范围为 0.1THz～10THz，处于微波和红外波之间。太赫兹波段的光子能量不足以电离生物组织中的分子，利用太赫兹方法的检测系统对于人体是安全的，并且有可能实现快速诊断。

大多数生物分子具有太赫兹范围内的特征标记频率。这一特性可以验证它们的存在，并确定其浓度。Gusev 等[4]研究了太赫兹频率范围内的血液光学特性，并验证了太赫兹作用于血液的折射率与血糖浓度之间存在关系。首先，研究者制备具有吸收层的特殊基底。在塑料基底 1 中钻出小孔，填充一块棉布 2，再将血液滴到塑料基底上，如图 6-7 所示。太赫兹波的发射和控制原理如图 6-8 所示。

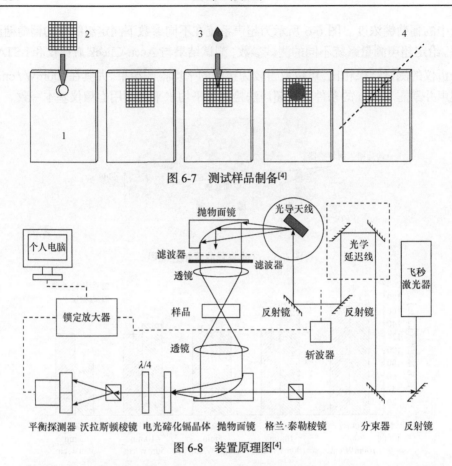

图 6-7　测试样品制备[4]

图 6-8　装置原理图[4]

　　血样中的水分蒸发和凝血都会对最终获取的折射率产生影响，因此在寻找折射率与葡萄糖浓度的相关性之前，先测量折射率对采血之后经过的时间的依赖性。图 6-9 所示为介质折射率随采血时间的变化规律，其中葡萄糖浓度为 8.6mmol/L。随着时间的推移，折射率 n 逐渐降低，30～40min 达到阈值。

　　对含有不同浓度葡萄糖的新鲜血液样品进行测试，控制放置时长为 1～2min，在不同频段太赫兹波作用下测量的折射率如图 6-10 所示。随着太赫兹频率的变化，不同葡萄糖浓度的样品折射率曲线在一定范围内相距较大，能够区分，所以样品折射率与血液中含有的葡萄糖浓度相关。

　　如图 6-11 所示，在 4 种频率太赫兹波的作用下，血糖浓度与检测的折射率之间存在正相关，并且随着血糖浓度的增大，折射率的变化趋势减小。在 0.7THz 条件下，血糖浓度与折射率呈良好的线性关系。在太赫兹波段的某些频率下，葡萄糖浓度与样品折射率呈现单一的对应关系，由此可以进行无创血糖浓度测试。

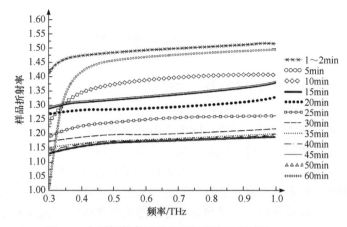

图 6-9 介质折射率随采血时间的变化规律[4]

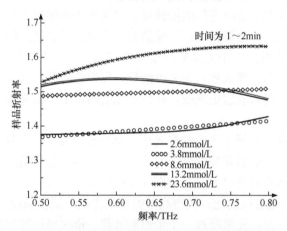

图 6-10 不同频段太赫兹波作用下测量的折射率[4]

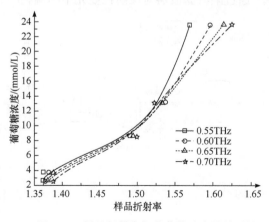

图 6-11 样品折射率与葡萄糖浓度的关系[4]

6.3　拉曼光谱法

　　光经过介质时，除了发生折射和反射，还会发生散射，但是大多数散射光与光源具有相同的频率，不能提供有用的信息。然而，少量的光在介质化学结构的作用下，频率发生偏移，产生不同于入射光频率的光。该现象由 Raman 在 1928 年发现，这类散射称为拉曼散射。在拉曼散射原理的基础上发展出的拉曼光谱分析法可广泛用于样品组分分析。一般含有分子键的样品都能获得拉曼光谱，因此基本上固体、粉末、泥浆、液体、凝胶，甚至气体都可以用拉曼光谱进行分析。

　　在绝大多数散射中，光子与分子的碰撞为弹性碰撞，其能量保持不变，即散射光的频率不变。但是，有极低比例的光子(约 1 / 1000 万光子)会发生非弹性碰撞，在分子和散射光子之间进行能量转移。如果光子在散射过程中失去能量，其散射光频率会降低，称为斯托克斯拉曼散射；反之，其散射光频率会升高，称为反斯托克斯拉曼散射。由于大多数分子处于基态，分子在碰撞过程中更容易获得能量，变成激发态，那么散射光失去能量，频率会降低。因此，斯托克斯拉曼散射总是比反斯托克斯散射更强烈。在拉曼光谱测量中，主要关注斯托克斯拉曼散射。

　　Enejder 等[5]最早开展了通过拉曼光谱无创分析血液中葡萄糖浓度的试验，得到清晰的光谱证据，证明葡萄糖分子的拉曼光谱可用于葡萄糖浓度测量。

　　拉曼光谱法检测血糖试验设备如图 6-12 所示。该试验装置可以对散射介质(组织)发射的拉曼光进行优化，获得高效的拉曼光谱。试验采用 830nm 二极管激光器作为拉曼激发源。光束通过一个带通滤波器，依次经过抛物面镜、棱镜，然后集中到受试者前臂，通过陷波滤波器对反射拉曼光中的瑞利峰和 830nm 处的镜

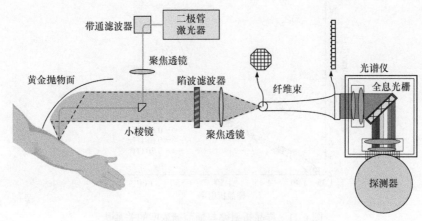

图 6-12　拉曼光谱法检测血糖试验设备[5]

面反射进行抑制。过滤后的光通过光纤束传输到光谱仪上。光纤束将采集到的圆形面光转换为单排光纤,以匹配光谱仪入口狭缝的形状。

利用偏最小二乘回归分析每位受试者的拉曼光谱,并建立血糖拟合模型。使用留一法交叉验证进行验证,计算各数据集 n 个样本葡萄糖预测浓度的 MARD。

将拉曼光谱方法预测的血糖值与相应的参考血糖数据进行比较。其中一名受试者的血糖预测结果如图 6-13 所示。验证数据的 MARD 为 5.0%,相关系数为 0.93,具有良好的无创血糖预测准确度。

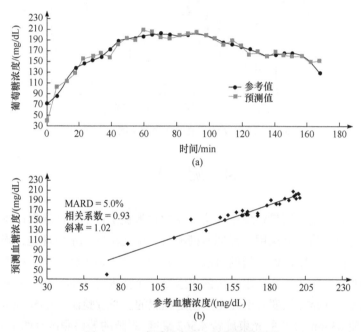

图 6-13　一名受试者的血糖预测结果[5]

17 名受试者血糖预测结果的 CEG 分析如图 6-14 所示。预测的 MARD 为 7.7%,相关系数为 0.87。

研究证明,用拉曼光谱法进行无创血糖测量具有可行性。研究人员认为,仪器光源波数和强度稳定性是该项技术获得良好性能的关键。此外,还可以改进数据处理方法,增强对回归向量中信息的理解,并充分利用这些信息,减少预测误差,提高鲁棒性。长时间以来,拉曼光谱面临的主要问题是无法证明人体内的葡萄糖拉曼峰,一般从统计的角度筛选特征。2020 年,Park 等[6]在 1125 波数处发现明显的葡萄糖特征峰,并进行了活体试验验证。拉曼光谱法有望成为无创血糖检测的重要方法。

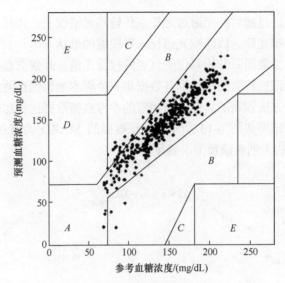

图 6-14　17 名受试者血糖预测结果的 CEG 分析[5]

6.4　旋　光　法

通过旋光法定量测量葡萄糖等化合物的含量在工业上已经获得广泛应用。研究人员受此启发将旋光法用于无创血糖测量。旋光法的基本原理是，当偏振光通过含有葡萄糖等光学活性溶质的溶液时，光的线性偏振矢量随样品厚度、温度、浓度等的变化会发生旋转。眼睛内的房水是一个清晰的光学媒介。人眼前房平均宽度为 1cm，其路径长度对于旋光法也是理想的。通过验证，5.55mmol/L 的葡萄糖溶液会使 633nm 波长的光束旋转 4.562 毫度。眼睛的偏振测试有两个光学路径，一个是直接横向通过角膜；另一个是入射光透过角膜，经过眼球，在视网膜进行反射。反射光会携带房水中葡萄糖浓度相关的信息。

定义血液中葡萄糖峰值时间与体液中葡萄糖峰值时间的差值为转运时延。平均转运时延在 5min 以内，是可接受的。测量表明，眼睛可以用作间接血糖测量的位点，由于眼睛与其他生物组织相比具有独特的光学特性，因此有助于实现非侵入式葡萄糖测量。

旋光法不受温度和 pH 值波动的影响，但是也存在一些限制。例如，运动伪影和其他物质的光噪声干扰、人眼暴露于光下的安全性问题、小角度测量技术等。由于其他光学活性溶质的干扰，旋光法对生理液中的葡萄糖特异性被削弱。人体组织对光的散射也会影响葡萄糖的测量。由于皮肤角质层散射系数较高，因此旋光法不能通过皮肤进行测量。房水中的葡萄糖浓度变化相对血糖变化也存在一定的转运时延。

Cameron 等[7]以家兔模型为研究对象，对转运时延进行了测量。在连续几周的时间里，他们对 5 只新西兰白兔的血液和体液葡萄糖浓度之间的时间差进行了侵入性测量。试验对家兔使用麻醉药，将受试活体的血糖水平提高到糖尿病患者常见的水平。

转运时延是无创血糖方法的共有问题。除此之外，基于眼球房水的旋光法还有运动伪影问题需要解决。人眼眼球转动时，会产生随时间变化的双折射。Malik 等开发了图 6-15 所示的双波长旋光测量系统。其中，P 为偏振器、FC 为法拉第补偿器、DC 为直流驱动电路、BS 为分光镜、FM 为法拉第调制器、S 为样本、F 为滤波器、D 为检测器[8]。该系统加入反馈形成闭环控制，可以有效减小运动伪影产生的影响。

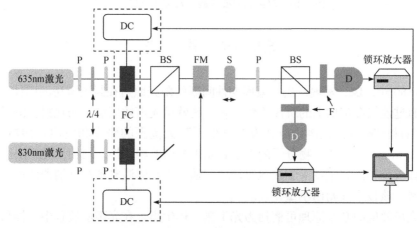

图 6-15　实时双波长光学旋光测量系统的试验装置

双波长旋光测量系统闭环系统与开环系统的区别在于在虚线框中添加的组件。

该装置使用第二波长，以及实时反馈使其能够减少时变双折射的影响。这显著增强了系统在存在运动伪影情况下的灵敏度。与单波长模型和开环双波长模型相比较，估计葡萄糖的误差减小了一个数量级。

Yu 等[9]也进行了旋光法人眼葡萄糖的无创检测研究。双调制双波长旋光检测系统原理图如图 6-16 所示。其中，M 为反射镜、OPA 为光学参量放大器、AMP 为放大器、A 为检偏器，其余符号含义与图 6-15 中相同。他们采用眼耦合装置使光直线穿过眼前房，从而避免空气与角膜之间折射率不匹配引起的光线弯曲。当存在运动引起的双折射时，采用双波长旋光系统测量眼模型内的葡萄糖浓度。两次预测葡萄糖浓度的标准差分别为 18.9mg/dL 和 15.2mg/dL，表明该系统具有降低活体角膜时变双折射的潜力。

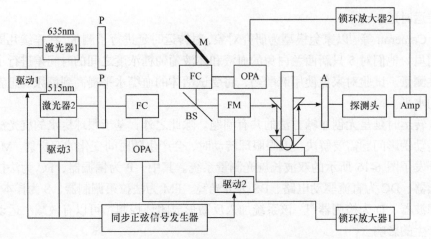

图 6-16　双调制双波长旋光检测系统原理图[9]

6.5　光　声　法

1880 年，Bell 发现，当一束周期性间断的阳光照射在封闭牢房的固体上时，可以通过连接在牢房上的听筒听到声音，这就是光声效应最早的观察。由于早期技术条件的限制，光声效应并没有立即得到大范围的研究和应用。1973 年，Rosencwaig[10]证明了生物分子的光学和光声光谱的相似性。目前，光声法广泛用于气体成分检测和生物医学成像等领域。随着半导体激光器和微纳器件加工技术的发展，该技术开始向小型化发展。

光声效应的基本原理可概括为光生热、热生声。在光声法装置中，样品通常被放置在一个封闭的气室内。气室内集成有灵敏的声波探测器。如果样品是气体，气室内直接充入样品气体；如果样品是固体，气室内需要充入其他气体。然后，用脉冲激光照射样品，光的能量通过样品内部的非辐射退激过程，全部或部分地转化为热。当样品被光源循环加热时，气室内产生周期性热流，形成周期性压力作用于声波探测器。发生热流响应的气体边界层较薄(通常为毫米级)，可以看作一个振动活塞，由此便产生声信号。通过对声信号频率和相位的分析，可以获得样品组分的信息。

Pleitez 等[11]设计了光声法无创血糖测量系统。如图 6-17 所示，光源为量子级联激光器，产生准高斯轮廓激光束，通过离轴抛物面反射镜在皮肤上形成直径小于 1mm 的斑点。然后，在光声气室中发生光声转换。光声气室是一个 T 形谐振器，较粗的为吸收腔，较窄的为谐振腔。激光进入吸收腔后照射在样品上，激励样品产生光声效应，产生的脉冲序列在谐振腔中产生驻波。驻波最终被超声传感器接收。该结构可以提升光声信号的强度，提高血糖测试的灵敏度，可测量的血糖范围为 50～300mg/dL，可以满足糖尿病患者的血糖测试需求。

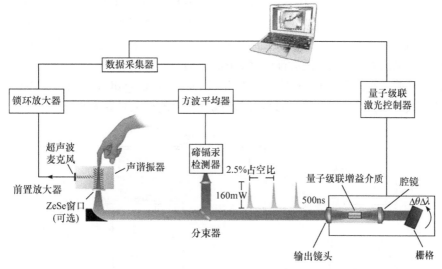

图 6-17　Pleitez 等的光声法测量装置示意图

Pleitez 等使用此系统进行人体测量试验，选择手指的指尖位置接触光声室，因为该位置血液与组织液之间的葡萄糖交换速度快，血液与组织液葡萄糖值之间的延迟小。试验使用 OGTT 对健康和糖尿病受试者血液中的葡萄糖浓度进行调节。参考血糖使用酶试纸进行测量。OGTT 期间有创/无创血糖测量结果如图 6-18 所示。由此可知，通过光声法测量的血糖变化曲线趋势与参考血糖变化趋势相近，光声法具有良好的可靠性。

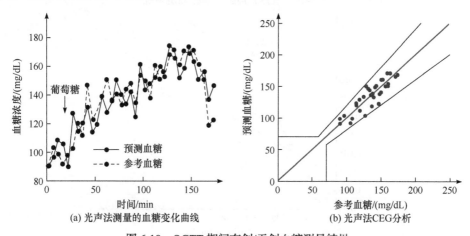

图 6-18　OGTT 期间有创/无创血糖测量结果

正常血糖浓度下产生的光声信号的强度比较弱。Zhao 等[12]提出一种新的液体光声共振理论，可以显著增强信号的强度，提高测量的灵敏度。液体光声共振血糖测定系统如图 6-19 所示。经过准直的激光束(波长为 1064nm)照射葡萄糖溶液，吸收激光能量的液体会产生光声波，声波在充满葡萄糖溶液的光声池中扩散和传播。光声池的边界产生共振，并放大光声信号。之后，经过放大的声波到达传感器，并被转换成电信号，电信号随后被电路处理。同时，使用快速傅里叶变换将光声信号转换到频域。在正常浓度的葡萄糖溶液(浓度为 50～800mg/dL)试验中，光声信号与血糖的关系及拟合曲线如图 6-20 所示。线性拟合的相关系数为 0.86。

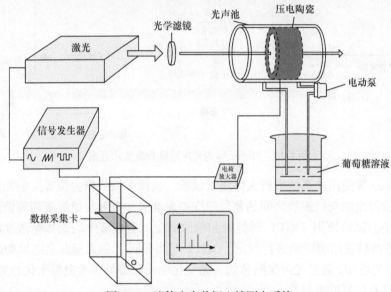

图 6-19　液体光声共振血糖测定系统

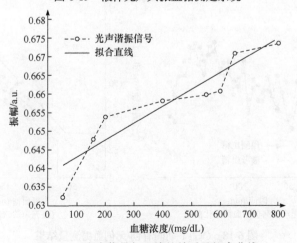

图 6-20　光声信号与血糖的关系及拟合曲线

6.6　本 章 小 结

与传统血糖仪相比，无创血糖检测技术在精度、鲁棒性、稳定性、分析性能等方面存在不足。该技术目前多数仍处于实验室阶段，仍不足以满足临床应用的要求，与普及使用仍有较大的距离。各种无创血糖检测方法需要克服的技术瓶颈主要包括快速响应、消除组织背景干扰、提高精度、降低成本、加强佩戴舒适度和保障患者安全等。

参 考 文 献

[1] Smith N B, Lee S, Shung K K. Ultrasound-mediated transdermal in vivo transport of insulin with low-profile cymbal arrays. Ultrasound in Medicine and Biology, 2003, 29(8): 1205-1210.

[2] Lee S, Nayak V, Dodds J, et al. Glucose measurements with sensors and ultrasound. Ultrasound in Medicine and Biology, 2005, 31(7): 971-977.

[3] Park E J, Werner J, Beebe J, et al. Noninvasive ultrasonic glucose sensing with large pigs (200 pounds) using a lightweight cymbal transducer array and biosensors. Journal of Diabetes Science and Technology, 2009, 3(3): 517-523.

[4] Gusev S I, Borovkova M A, Strepitov M A, et al. Blood optical properties at various glucose level values in THz frequency range//European Conferences on Biomedical Optics, Munich, 2015: 95372A.

[5] Enejder A M K, Scecina T G, Oh J, et al. Raman spectroscopy for noninvasive glucose measurements. Journal of Biomedical Optics, 2005, 10(3): 31114.

[6] Kang J W, Park Y S, Chang H, et al. Direct observation of glucose fingerprint using in vivo Raman spectroscopy. Science Advances, 2020, 6(4): 5206-5230.

[7] Cameron B D, Baba J S, Cote G L. Measurement of the glucose transport time delay between the blood and aqueous humor of the eye for the eventual development of a noninvasive glucose sensor. Diabetes Technology &Therapeutics, 2001, 3(2): 201-207.

[8] Malik B H, Coté G L. Real-time, closed-loop dual-wavelength optical polarimetry for glucose monitoring. Journal of Biomedical Optics, 2010, 15(1): 17002.

[9] Yu Z, Qiu Q, Zhang T, et al. Dual-modulation multi-wavelength polarimetry for monitoring glucose concentration in anterior chamber of eye phantoms. Acta Optica Sinica, 2016, 36(11): 11170031-11170037.

[10] Rosencwaig A. Photoacoustic spectroscopy of biological materials. Science, 1973, 181(4100): 657-658.

[11] Pleitez M A, Lieblein T, Bauer A, et al. In vivo noninvasive monitoring of glucose concentration in human epidermis by mid-infrared pulsed photoacoustic spectroscopy. Analytical Chemistry, 2013, 85(2): 1013-1020.

[12] Zhao S, Tao W, He Q, et al. Glucose solution determination based on liquid photoacoustic resonance. Applied Optics, 2017, 56(2): 193-199.

第 7 章 血糖检测算法设计与实现

无论哪种无创血糖检测技术，血糖检测算法的设计都是其中重要的一环，即便是理论上直接与血糖值存在线性关系的反离子电渗方法，也需要在算法上进行优化。事实上，无论采用哪一种技术，其搭建的理论模型都简化了现实环境因素，降低了人体本身的复杂性。因此，为了提高无创血糖预测的准确性，需要在前端传感器采集数据后，对数据进一步地挖掘和处理，并设计预测算法，尽可能地捕捉个体血糖变化的规律，提高无创血糖检测的性能。常用的算法主要有多元线性回归、主成分分析算法、偏最小二乘法、支持向量机(support vector machine, SVM)、聚类算法等。下面介绍这些算法的原理和实现。

7.1　多元线性回归

回归分析是一种基于预测变量预测一个或多个响应变量、被解释变量、回归应变量的统计方法[1-3]。

回归分析也可以用来评价解释变量对响应变量的作用，常为解释变量的线性函数对响应变量的作用。解释变量可以是连续的、离散的，或者两者混合的。对于回归模型的判断，一般关心的任务有以下几个方面。

① 参数及其函数的估计问题(可估性、最小二乘估计)。

② 参数估计量的性质。

③ 模型诊断，包括参数的检验问题(正态性假设、似然比检验)、变量选择问题、残差分析(模型假设的检查、数据清洁)。

④ 模型的预测功能。

多元回归分析是多变量分析的基础，也是理解监督类分析方法的入口。回归分析是设法寻找自变量和因变量之间的数学表达方式[4,5]，通过数理规则，在多维空间拟合最接近的曲面。

在无创血糖检测的研究中，无论是基于什么原理来估计血糖浓度，大多数方法都需要对采集的信息进行整理，并设计相应的估计算法。多元线性回归是常用的估计算法。若已知若干参数与血糖值的变化存在一定的关系，往往首先假设它们是线性关联的，然后通过多参数的线性拟合得到参数与函数，最终得到血糖估计值。

对于多元线性回归分析，非线性关系可以通过函数来线性化，例如 $Y = a + b\ln X$，我们可以令 $Z = \ln X$，方程就变成 $Y = a + bZ$。线性回归的思想包含在其他多变量分析中。例如，判别分析的自变量实际上是回归，尤其是 Fisher 线性回归方程；Logistics 回归的自变量也是回归，只不过对线性回归方程的得分进行了概率转换；因子分析和主成分分析最终的因子得分或主成分得分也是通过回归算出来的。同时，线性回归方程纳入的自变量越多，越能反映现实，解释起来就越困难。

假设解释变量为 $x_1, x_2, \cdots, x_{p-1}$，它们与响应变量 y 有关联，多元线性总体回归模型为

$$y = \beta_0 + \beta_1 x_1 + \beta_2 x_2 + \cdots + \beta_{p-1} x_{p-1} + e \tag{7-1}$$

其中，e 为误差项。

令 $\beta = (\beta_0, \beta_1, \cdots, \beta_{p-1})$ 为(固定的)未知的参数向量。$x_1, x_2, \cdots, x_{p-1}$ 称为解释变量，可以是固定的(设计的)或者随机的。e 称为随机误差项，一般假设 $e \sim (0, \sigma^2)$，并且 $E(ex_i) = 0$，$i = 1, 2, \cdots, p-1$。

当我们对总体进行随机抽样时，假设有 n 个个体，每个个体有对应的模型，即

$$y_i = \beta_0 + \beta_1 x_1 + \cdots + \beta_{p-1} x_{p-1} + e_i \tag{7-2}$$

可以表示成矩阵形式，即

$$Y = X\beta + e \tag{7-3}$$

按总体模型假设和抽样方式，一般假设误差的期望为 0，方差为常数，协方差为 0，即

$$E(e_i) = 0 \tag{7-4}$$

$$\text{Var}(e_i) = \sigma^2 \tag{7-5}$$

$$\text{Cov}(e_i, e_j) = 0, \quad i \neq j \tag{7-6}$$

7.1.1　最小二乘估计

对 β 的一种估计方法是使残差平方和达到最小，即

$$\hat{\beta} = \arg\min_{\beta \in R^p} \left\| Y - X\beta \right\|^2 = \arg\min_{\beta \in R^p} \sum_{i=1}^{n} \left(y_i - \sum_{k=0}^{p-1} \beta_k x_{ik} \right)^2 \tag{7-7}$$

其中，$x_{i0} = 1$。

当 X 列满秩($p < n$)时，可得

$$\hat{\beta} = (X^{\mathrm{T}}X^{-1})X^{\mathrm{T}}Y \tag{7-8}$$

此时，称 $\hat{\beta}$ 为 β 的最小二乘估计，响应变量的拟合值为 $\hat{Y} = X\hat{\beta} = X(X'X)^{-1}X^{\mathrm{T}}Y = HY$ ，H 称为帽子矩阵。

残差为 $\hat{\epsilon} = Y - \hat{Y} = (I - H)Y$ ，并且满足残差 $\hat{\epsilon}^{\mathrm{T}}X = 0$ 和 $\hat{\epsilon}^{\mathrm{T}}\hat{Y} = 0$ 。

7.1.2　评价指标

由于 $\hat{\epsilon}^{\mathrm{T}}\hat{Y} = 0$ ，总的响应变量平方和 $Y'Y$ 可以分解为

$$Y^{\mathrm{T}}Y = (\hat{Y} + \hat{\epsilon})^{\mathrm{T}}(\hat{Y} + \hat{\epsilon}) = \hat{Y}^{\mathrm{T}}\hat{Y} + \hat{\epsilon}^{\mathrm{T}}\hat{\epsilon} \tag{7-9}$$

进而推导可得

$$\sum_{i=1}^{n}(y_i - \overline{y})^2 = \sum_{i=1}^{n}(\hat{y}_i - \overline{y})^2 + \sum_{i=1}^{n}\hat{\epsilon}_i^2 \tag{7-10}$$

即

$$\mathrm{SST} = \mathrm{SS}_{\mathrm{reg}} + \mathrm{SS}_e \tag{7-11}$$

其中，SST 为响应值与其均值之差的平方和；$\mathrm{SS}_{\mathrm{reg}}$ 为拟合值域响应值均值差的平方和；SS_e 为残差平方和。

定义模型拟合程度的度量标准为

$$R^2 = 1 - \frac{\mathrm{SS}_e}{\mathrm{SST}} = \frac{\mathrm{SS}_{\mathrm{reg}}}{\mathrm{SST}} \tag{7-12}$$

其中，R 称为判定系数，是总体多重相关系数的估计。

以上线性回归是利用普通最小二乘法进行求解的，当然，我们还可以扩展到广义的最小二乘法，以贴近工程应用情况。广义最小二乘法(generalized least square，GLS)是普通最小二乘法的拓展，允许误差项存在异方差或自相关，或者二者皆可获得有效的系数估计值，即

$$\hat{\beta} = (X^{\mathrm{T}}\delta^{-1}X)^{-1}X^{\mathrm{T}}\delta^{-1}Y \tag{7-13}$$

其中，δ 为残差项的协方差矩阵。

对于以上多元线性回归的相关分析，最小二乘法往往是工程应用的首选方案。

7.2　主成分分析

主成分分析算法作为多元统计分析的常用方法，在处理多变量问题时具有一

定的优越性。其降维优势是明显的，主成分回归方法对于一般的多重共线性问题，特别是在共线性较强的变量之间建立回归模型是适用的。当采取主成分提取新的变量后，这些变量的组内差异小、组间差异大，可以起到消除共线性问题的作用。

以代谢热模型为例，在逐步完善理论模型之后，除了理论变量(血流速等)还有许多环境因素和人体自身因素可能与血糖浓度相关，包括环境湿度、人体自身湿度、心率、代谢激素(如甲状腺激素)含量等。同时，这些因素之间并不是完全线性无关的，例如环境湿度在一定程度上影响人体湿度，而两者同时与人体的辐射散热有关，因此如果直接采用多元线性回归等预测算法，则参数的干扰无法消除，且模型的复杂度更大。这个时候，我们往往采用主成分分析算法进行预处理[6,7]。一方面可以消除共线性，另一方面可以通过组合变量和观察新变量为研究提供更多的新思路，揭示参数间的内在联系。因此，在对大量数据进行建模前，先对数据"瘦身"是常用的手段。

总的来说，主成分分析算法是多维数据的一种图形表示方法，可以降低被研究数据空间的维度[8-10]。

图 7-1 所示为二维平面主成分分析算法示意图。通过保留低阶主成分，忽略高阶主成分，二维平面的数据可以通过重建坐标系得到一维主成分(沿 X_1)，并且低阶成分往往能够保留数据最重要的信息。

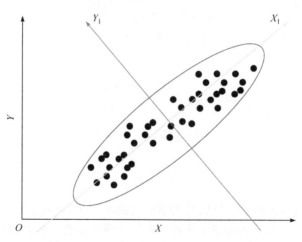

图 7-1　二维平面主成分分析算法示意图

7.2.1　主成分求解

下面用数学语言对主成分分析算法进行描述，设数据集 X 中有 n 个样品，每个样品观测 P 个变量[9]，则有

$$X = \begin{bmatrix} x_{11} & \cdots & x_{1p} \\ \vdots & & \vdots \\ x_{n1} & \cdots & x_{np} \end{bmatrix} = [x_1 \quad x_2 \quad \cdots \quad x_p] \tag{7-14}$$

主成分分析的作用是对上述 P 个变量重新进行线性组合，形成 P 个新变量，即

$$\begin{cases} F_1 = \omega_{11}x_1 + \omega_{21}x_2 + \cdots + \omega_{p1}x_p \\ F_2 = \omega_{12}x_1 + \omega_{22}x_2 + \cdots + \omega_{p2}x_p \\ \qquad\qquad \cdots \\ F_p = \omega_{1p}x_1 + \omega_{2p}x_2 + \cdots + \omega_{pp}x_p \end{cases} \tag{7-15}$$

其中

$$F_i = \omega_{1i}x_1 + \omega_{2i}x_2 + \cdots + \omega_{pi}x_p, \quad i = 1,2,\cdots,p \tag{7-16}$$

其中，F_i 与 x_i 为 n 维向量。

主成分分析希望新变量之间不相关，因此有以下条件。

① F_i 与 $F_j(i \neq j)$ 不相关。

② 从 F_1 开始至 F_p，方差递减。

③ $\omega_{k1}^2 + \omega_{k2}^2 + \omega_{k3}^2 + \cdots + \omega_{kp}^2 = 1$，$k = 1,2,\cdots,p$。

满足以上条件之后，新变量之间将互不相关。到此，我们得到一个变换的方阵，即

$$W = \begin{bmatrix} \omega_{11} & \cdots & \omega_{1p} \\ \vdots & & \vdots \\ \omega_{p1} & \cdots & \omega_{pp} \end{bmatrix} \tag{7-17}$$

易得

$$F = W^{\mathrm{T}}X \tag{7-18}$$

以上将主成分分析的目标转化为求解变换矩阵 W，因此要解决的问题是，根据原始数据和模型要满足的三个条件，求取主成分系数，进而得出主成分模型。我们记 X 的矩阵期望(μ)和协方差矩阵(V)分别为

$$\mu = E(X), \quad V = \mathrm{Cov}(X,X) \tag{7-19}$$

设 $W = (\omega_1, \omega_2, \cdots, \omega_p)$，其中 $\omega_i = (\omega_{1i}, \omega_{2i}, \cdots, \omega_{pi})^{\mathrm{T}}$，$i = 1,2,\cdots,p$，则 F 可以写为

$$F = (F_1, F_2, \cdots, F_p) = W^{\mathrm{T}}X = (\omega_1^{\mathrm{T}}X, \omega_2^{\mathrm{T}}X, \cdots, \omega_p^{\mathrm{T}}X) \tag{7-20}$$

经过线性变换，我们要寻找一组互不相关的新变量 $F_1,F_2,\cdots,F_p$，使这组新变量能充分反映原变量 $x_1,x_2,\cdots,x_p$ 的信息，则 F_i 的方差 DF_i 和协方差矩阵 CovF_{ij} 为

$$\mathrm{DF}_i = D(F_i) = D(\omega_i^\mathrm{T} X) = \omega_i^\mathrm{T}\mathrm{Cov}(X,X)\omega_i = \omega_i^\mathrm{T} V \omega_i \tag{7-21}$$

$$\mathrm{CovF}_{ij} = \mathrm{Cov}(F_i,F_j) = \omega_i^\mathrm{T}\mathrm{Cov}(X,X)\omega_j = \omega_i^\mathrm{T} V \omega_j, \quad k=1,2,\cdots,p \tag{7-22}$$

此时我们的主要任务变为，在新变量互不相关的条件下寻找 ω_i，使 $D(F_i)$ 达到最大。另外，我们知道 ω_i 为单位向量，即 $\omega_i^\mathrm{T}\omega_i = 1$。接下来，逐一求解 ω_i，第一主成分为 $F_1 = \omega_1^\mathrm{T} X$，使 $\mathrm{DF}_1 = \omega_1^\mathrm{T} V \omega_1$ 达到最大值。同理，第二主成分就是 $F_2 = \omega_2^\mathrm{T} X$，使 $\mathrm{CovF}_{1,2} = \omega_1^\mathrm{T} V \omega_2 = 0$，$\mathrm{DF}_2 = \omega_2^\mathrm{T} V \omega_2$ 达到次最大值。依此类推，即可得到各个分量的求解。我们以求解第一主分量与次主分量为例，推导求解过程。

求解 ω_1，构造目标主函数 $\varphi_1(\omega_1,\mu) = \omega_1^\mathrm{T} V \omega_1 - \mu(\omega_1^\mathrm{T}\omega_1 - 1)$，在构造目标函数的过程中，利用拉格朗日算子的思想，将有约束条件问题转化为无约束的最优化问题。这里不详细讲解具体思想，约束条件为 $\omega_1^\mathrm{T}\omega_1 = 1$。

对目标函数两边微分可得

$$\frac{\partial \varphi_1}{\partial \omega_1} = 2V\omega_1 - 2\mu\omega_1 = 0 \tag{7-23}$$

那么 $V\omega_1 = \mu\omega_1$，两边同左乘以 ω_1^T，易得 $\mu = \omega_1^\mathrm{T} V \omega_1$。由于 V 为正定矩阵，其对应的特征根大于等于 0，因此我们可以求解 μ，其解为 F_1 的最大方差，ω_1 为 μ 对应的特征向量。

得到第一主成分参数后，求解次主成分，根据 $\mathrm{CovF}_{1,2} = \omega_1^\mathrm{T} V \omega_2 = 0$，可以得到 $\omega_2^\mathrm{T}\omega_1 = \omega_1^\mathrm{T}\omega_2 = 0$，构造目标函数为

$$\varphi_2(\omega_2,\mu,\rho) = \omega_2^\mathrm{T} V \omega_2 - \mu(\omega_2^\mathrm{T}\omega_2 - 1) - 2\rho\omega_1^\mathrm{T}\omega_2 \tag{7-24}$$

同样，对其微分求解，可得

$$\frac{\partial \varphi_2}{\partial \omega_2} = 2V\omega_2 - 2\mu\omega_2 - 2\rho\omega_1 = 0 \tag{7-25}$$

等式两边同乘以 ω_1^T，可得 $\omega_1^\mathrm{T} V \omega_2 - \mu\omega_1^\mathrm{T}\omega_2 - \rho\omega_1^\mathrm{T}\omega_1 = 0$，其中 $\omega_1^\mathrm{T} V \omega_2 = 0$，$\omega_1^\mathrm{T}\omega_2 = 0$，$\omega_1^\mathrm{T}\omega_1 = 1$，所以我们得到 $\rho = 0$。代入式(7-24)可得

$$V\omega_2 = \mu\omega_2 \tag{7-26}$$

因此，协方差矩阵 V 对应的第二大特征值 μ_2 即 F_2 的最大方差，μ_2 对应的特征向量为 ω_2。通过以上推导，我们可以得到协方差矩阵 V 对应的第 k 大特征值 μ_k 就是 F_k 的最大方差，ω_k 就是 μ_k 对应的特征向量。

7.2.2 主成分贡献率指标

虽然我们已经将原始参数处理，在最小损失情况下得到新的组合参数，但是现实中我们希望用尽可能少的组合参数就能最大限度地反映数据信息，因此主成分分析处理中的另一重要步骤就是求取各个成分的贡献率。例如，同样生成 p 个新参数，如果前 3 个参数能够反映足量的原始数据信息，我们可能就考虑前三个组合参数进行建模，从而减小进一步建立模型的复杂度。

主成分的贡献率和累计贡献率度量了变换后从原始数据中提取的信息量。

贡献率指的是第 k 个主成分对应的特征值在协方差矩阵全部特征值之和中所占的比例。贡献率越大，说明第 k 个主成分综合原指标信息的能力越强。第 k 个主成分对应的特征值为 μ_k，那么其贡献率 A_k 为

$$A_k = \frac{\mu_k}{\sum_{i=1}^{p} \mu_i} \tag{7-27}$$

累计贡献率就是前 k 个主成分的特征值之和在全部特征值总和中所占的比例。这个比值越大，说明前 k 个主成分越能全面地代表原始数据具有的信息，即

$$M_k = \frac{\sum_{j=1}^{k} \mu_{jk}}{\sum_{i=1}^{p} \mu_i} \tag{7-28}$$

在实际问题中，一般选取前 $m(m < p)$ 个主成分，使其累积方差贡献率满足一定的要求(通常 95% 以上)，用选取的前 m 个主成分代替原来的 p 个变量进行分析，可以实现数据降维的目的，因此也可以看作一种特征提取方法。

7.3　偏最小二乘法

偏最小二乘回归是多元线性回归分析、典型相关分析和主成分分析算法组合而成的一种回归算法，通过投影因变量 Y 和自变量 X 到一个新空间来寻找一个线性回归模型[11,12]。因为数据 X 和 Y 都会投影到新空间，PLS 系列的方法也称双线性因子模型。

偏最小二乘回归的核心思想是降低数据维度，这也是它与主成分分析最直接相关的部分，只是主成分分析更接近数据的预处理与挖掘。为了消除多重相关性，我们利用主成分分析对自变量提取主成分，但是主成分分析的缺陷在于没有考虑因变量的影响，处理后的数据对自变量本身有很强的解释力，但是并不能最大限

度地解释因变量。因此，在这一点上，偏最小二乘回归要优于主成分分析。

前面已经讨论过，在多元线性回归中，回归系数求解为

$$\hat{\beta} = (X^{\mathrm{T}}X)^{-1}X^{\mathrm{T}}Y \tag{7-29}$$

这个前提是假设 X 中的变量是不相关的，然而实际情况是 X 中的部分因素往往存在关联和影响。当 X 完全相关时，则系数无解；随着相关性增强，$X'X$ 接近为 0，会引入较大的舍入误差，回归预测的精度不断减少。偏最小二乘回归通过类似于主成分分析的数据成分提取，提取对因变量解释性最强，影响因素最大的综合变量，减小自变量之间的相关性。因此，很多人将偏最小二乘法称作第二代回归方法。最小二乘法或者普通的多元回归方法适用于样本远多于变量数目且变量间相关性不太强的情况，反之其适用性将严重降低[13]。

设有 p 个自变量 $\{x_1, x_2, \cdots, x_p\}$ 和 q 个因变量 $\{y_1, y_2, \cdots, y_q\}$，现有观测样本数据 n 个，由此构成自变量与因变量的矩阵 X 与 Y。

设从 X、Y 中提取的成分是 t_1 和 μ_1，它们分别是 $x_1, x_2, \cdots, x_p$ 和 $y_1, y_2, \cdots, y_q$ 的线性组合。同时，要保证 t_1 和 μ_1 尽可能多地携带各自矩阵中的信息，并且两者的相关程度最大。在提取第一对成分后，分别进行 X、Y 关于 t_1 的回归，并检验模型。如果回归模型已经达到预期标准，则结束算法，否则继续进行第二轮成分提取，再进行回归模型评价，重复直到模型符合精度标准。若最后一共提取 m 对成分，即 $t_1, t_2, \cdots, t_m$，则对 y_k 进行关于这 m 个新变量的回归拟合。

一般对 X 和 Y 进行标准化处理，使每一列向量的均值为 0，方差为 1。设 X、Y 标准化处理后的矩阵分别为 $E_0 = (e_{01}, e_{02}, \cdots, e_{0p})$，$F_0 = (f_{01}, f_{02}, \cdots, f_{0p})$。

设 t_1 为 E_0 的第一个主成分，$t_1 = E_0\omega_1$，其中 ω_1 是单位向量且为 E_0 的某条轴。同理，设 μ_1 为 F_0 的第一个主成分，$\mu_1 = F_0 a_1$，其中 a_1 是单位向量且为 F_0 的某条轴。在偏最小二乘回归中，我们求解以下回归问题，即

$$\max_{\omega_1, a_1} \langle E_0\omega_1, F_0 a_1 \rangle \tag{7-30}$$

$$\text{s.t.} \begin{cases} \omega_1^{\mathrm{T}}\omega_1 = 1 \\ a_1^{\mathrm{T}}a_1 = 1 \end{cases} \tag{7-31}$$

令 $\theta_1 = \omega_1^{\mathrm{T}} E_0^{\mathrm{T}} F_0 a_1$，利用拉格朗日算法可得

$$E_0^{\mathrm{T}} F_0 F_0^{\mathrm{T}} E_0 \omega_1 = \theta_1^2 \omega_1 \tag{7-32}$$

$$F_0^{\mathrm{T}} E_0 E_0^{\mathrm{T}} F_0 a_1 = \theta_1^2 a_1 \tag{7-33}$$

因此，我们可以求得 ω_1 是 $E_0^{\mathrm{T}} F_0 F_0^{\mathrm{T}} E_0$ 最大特征值对应的单位特征向量，同理 a_1 是

$F_0^T E_0 E_0^T F_0$ 最大特征值对应的单位特征向量，得到 ω_1^* 和 a_1^* 后，进而可以得到 $t_1 = E_0\omega_1$、$\mu_1 = F_0 a_1$。然后，分别求 E_0 和 F_0 对 t_1 的回归方程，即

$$E_0 = t_1 p_1^T + E_1 \tag{7-34}$$

$$F_0 = t_1 r_1^T + F_1 \tag{7-35}$$

其中，E_1、F_1 为两个方程的残差矩阵，p_1、r_1 为两个方程的回归系数向量，即

$$p_1 = \frac{E_0^T t_1}{\| t_1 \|^2} \tag{7-36}$$

$$r_1 = \frac{F_0^T t_1}{\| t_1 \|^2} \tag{7-37}$$

如果该拟合精度不符合预期标准，那么用 E_1 和 F_1 分别替换 E_0、F_0，继而求第二个成分 t_2 和 μ_2。依此迭代计算，若 X 的秩为 a，那么最终可以得到

$$E_0 = t_1 p_1^T + \cdots + t_a p_a^T \tag{7-38}$$

$$F_0 = t_1 r_1^T + \cdots + t_a r_a^T + F \tag{7-39}$$

最后，将数据去归一化，可以得到回归方程。

在多元线性回归分析中，经常采用抽样测试法确定回归模型是否适用，常用的是交叉有效性分析。这种方法是把观测到的样本点分为两部分，其中一部分用于建立回归方程，求出回归系数估计量、拟合值和残差均方和等，然后将剩余部分数据代入回归方程，从预测效果上评价回归性能的好坏。此外，在该模型中，究竟要选取多少成分比较合适，往往需要通过增加成分个数重新评估其预测效果，并定义误差平方和等指标来评价，根据实际工程需求，对成分进行适当选取和改进。

7.4　支持向量机

在机器学习中，支持向量机通过在高维或无限维空间中构造超平面或超平面集合，可被用于分类、回归或其他任务[14-16]。直观来说，分类边界距离最近的训练数据点越远越好，因为这样可以缩小分类器的泛化误差。除了进行线性分类，支持向量机还可以使用核函数进行非线性分类。将其输入隐式映射到高维特征空间中，支持向量机将低维数据映射到高维空间实现分类的示意图如图 7-2 所示。此外，我们还能借助支持向量机原理设计支持向量回归。

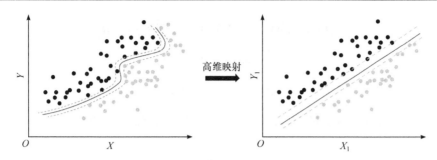

图 7-2　支持向量机将低维数据映射到高维空间实现分类

7.4.1　最优分类超平面与线性支持向量机

对于两类点完全线性可分的情况，在多维空间中，设一个超平面能够把 N 个样本点准确分开，即

$$g(x) = (w \cdot x) + b \tag{7-40}$$

并且可以保证两类训练样本距该超平面的最短距离为所有超平面中最大的。我们把位于分界带上的点称为支持向量。最优平面即实现离分类面最近的样本点(对应支持向量，对应的 $g(x)$ 分别等于 $+1$、-1)对应的与最优分类面平行的面间的间距最大，求得的分类间隔为 $d = \dfrac{2}{\|w\|}$。

因此，求解最优超平面的问题可以转化为

$$\min_{w,b} = \frac{1}{2}\|w\|^2 \tag{7-41}$$

$$\text{s.t. } y_i[(w \cdot x) + b] - 1 \geqslant 0 \tag{7-42}$$

其中，y_i 为对应类别，取值为 ± 1。

通过构建拉格朗日函数，在不等式约束条件下，使用 KKT(Karush-Kuhn-Tucker)条件进行求解，即

$$\min_{w,b} \max_{a} L(w,b,a) = \frac{1}{2}(w \cdot w) - \sum_{i=1}^{N} a_i[y_i(w \cdot x + b) - 1] \tag{7-43}$$

$$\text{s.t. } a_i \geqslant 0 \tag{7-44}$$

利用拉格朗日对偶条件，转化为仅关于 a 的函数，这里需要满足强对偶的充分必要条件为式(7-45)～式(7-49)，即

$$\nabla_{w,b}(w^*, b^*, a^*) = 0 \tag{7-45}$$

$$\nabla_{a}(w^*, a^*) = 0 \tag{7-46}$$

$$G_j(x^*) = y_j^*(w^* \cdot x + b^*) - 1 \leqslant 0, \quad j = 0, 1, \cdots, n \tag{7-47}$$

$$a_j^* \geqslant 0, \quad j = 0, 1, \cdots, n \tag{7-48}$$

$$a_j^* G_j(x^*) = 0, \quad j = 0, 1, \cdots, n \tag{7-49}$$

其中，x^* 为原始问题的最优解；a^* 为对偶问题的最优解，由此我们得到

$$w_i^* = \sum_{i=1}^N a_i^* y_i x_i \tag{7-50}$$

$$\sum_{i=1}^N a_i^* y_i = 0 \tag{7-51}$$

代入对偶问题可得

$$\max{}_a Q(a) = \sum_{i=1}^N a_i - \frac{1}{2} \sum_{i,j=1}^N a_i a_j y_i y_j (x_i \cdot x_j) \tag{7-52}$$

$$\text{s.t.} \sum_{i=1}^N a_i^* y_i = 0 \tag{7-53}$$

上述最优解的求解方法是利用序列最优化算法两两优化 a_i 的值进行求解。将 a_i^* 代入可得

$$w_i^* = \sum_{i=1}^N a_i^* y_i x_i \tag{7-54}$$

求得 w^* 后，b^* 的求解通常用 a_i 中非零的样本，即支持向量样本求解后再平均。至此，我们就求解得到最优超平面。

7.4.2　线性不可分的情况

上述超平面的求解过程仅适用于完全可分的线性情况。设某一样本点 x_k 不满足不等式限制，即 $y_k(w \cdot x_k + b) - 1 < 0$，那么我们能够在等式左边加上一个正数项 ε_k，使不等式 $y_k(w \cdot x_k + b) - 1 + \varepsilon_k \geqslant 0$ 成立。由此引入一个非负的松弛变量 $\varepsilon_i, i = 1, 2, \cdots, n$，对所有样本的松弛因子加和 $\sum_{i=1}^N \varepsilon_i$，用来反映训练集上的错分程度。在优化过程中，我们希望 $\sum_{i=1}^N \varepsilon_i$ 尽量小，因此对原优化问题增加对错误的惩罚项，优化目标变为

$$\min{}_{w,b} = \frac{1}{2} \| w \|^2 + C \left(\sum_{i=1}^N \varepsilon_i \right) \tag{7-55}$$

该项的加入使 a_i 的取值范围有了上界，即 $0 \leqslant a_i \leqslant C$ 。C 是人为选择的惩罚参数，C 越小表示我们能够接受的容错范围越大，而 C 越大，允许的容错范围就越小。C 的选择是模型优化的一个关键参数，惩罚力度过大往往会出现过拟合现象。

7.4.3　非线性的支持向量机分类器

这里的核心是核函数，在低维不可分的情况下，如果将数据映射到高维空间，就能够实现线性可分。如果在高维空间计算内积，随着特征参数的增多，维数爆炸增长，由此引进核函数，即在 $x_k \to \varphi(x_k)$ 中，实现新特征空间的计算结果。以下为常见的几种核函数。

① 多项式函数：$K(x,x') = (\langle x,x' \rangle + c)^p$，$p \in \mathrm{N}, c \geqslant 0$ 。

② 高斯基核函数：$K(x,x') = \exp\left(-\dfrac{\|x,x'\|^2}{\sigma^2} \right)$ 。

③ Sigmoid 函数：$K(x,x') = \tanh(v(x,x') + c)$ 。

④ 样条核函数：$K(x,x') = 1 + \langle x,x' \rangle + \dfrac{1}{2}\langle x,x' \rangle \min(x,x') - \dfrac{1}{6}\min(x,x')^3$ 。

核函数的选择需要一定的先验知识，目前还没有一般性的结论，往往优先尝试使用高斯核。

7.4.4　用于函数拟合的支持向量机

分类问题的样本点明确归属于某一特定的类，回归问题则与之不同。通过适当变换样本点集，能将回归问题转化为两分类问题。我们称之为支持向量回归。以上提到的是将数据映射到高维空间进行分类，而支持向量机回归是将数据映射到高维空间进行线性拟合。由于我们要求回归函数尽可能平坦，因此得到和分类问题相同的原问题。与支持向量机分类不同之处在于寻找拟合面的过程，需要考虑拟合面两边的允许拟合误差[17]。

在回归问题中应用支持向量机方法，假设回归方程为

$$f(x) = w \cdot x + b \tag{7-56}$$

我们希望在精度 $\varepsilon > 0$ 范围内，尽可能寻找小的 w ，原问题为

$$\min \frac{1}{2}\|w\|^2 \tag{7-57}$$

$$\text{s.t.} \begin{cases} y_i - w_i x_i - b \leqslant \varepsilon \\ -y_i + w_i x_i + b \leqslant \varepsilon \end{cases} \tag{7-58}$$

考虑允许拟合误差的情况，我们引入松弛因子 $\xi_i \geqslant 0$ 和 $\xi_i^* \geqslant 0$ 。松弛回归方法示意图如图 7-3 所示。与超平面分类相似，原问题可以转化为

$$\min \frac{1}{2} \| w \|^2 + C \sum_{i=1}^{n} (\xi_i, \xi_i^*) \tag{7-59}$$

$$\text{s.t.} \begin{cases} y_i - w_i x_i - b \leqslant \varepsilon + \xi_i \\ -y_i + w_i x_i + b \leqslant \varepsilon + \xi_i^* \\ \xi_i \geqslant 0 \\ \xi_i^* \geqslant 0 \end{cases} \tag{7-60}$$

其中，常数 $C>0$ 用来平衡回归函数 f 的平坦程度和偏差大于 ε 样本点的个数。

计算损失函数时，只计算超出图 7-3 所示阴影区域以外的样本。

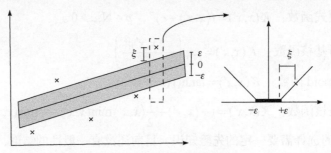

图 7-3　松弛回归方法示意图

求解上述问题仍然适用对偶理论，建立拉格朗日方程，求解过程与支持向量机分类器的方法相同。常用的支持向量回归有 ε-SVR，这里的 ε 是代表拟合面的不敏感参数，需要人为调整。

支持向量机的有效性取决于核函数和软间隔参数 C 的选择，通常选只有一个参数 γ 的高斯核。C 和 γ 的最优组合通过在 C 和 γ 为指数增长序列下的网格搜索来选取。例如，$C \in \{2^{-5}, 2^{-4}, 2^{-3}, \cdots, 2^8\}$、$\gamma \in \{2^{-8}, 2^{-7}, 2^{-6}, \cdots, 2^8\}$，使用交叉验证检查参数选择的每一个组合，并选择具有最优交叉验证精度的参数，可以在初步确定参数的前提下，进一步缩小步长，确定最终参数[18]，也可以使用贝叶斯优化选择 C 和 γ，通常仅需要评估比网格搜索少得多的参数组合。然后，在整个训练集上训练用于测试和分类新数据的最终模型。

7.5　聚 类 分 析

聚类分析法是理想的多变量统计技术，主要有分层聚类法和迭代聚类法[19,20]。聚类算法是一种典型的非监督机器学习算法，不需要使用标注数据进行学习。

在无创血糖建模中，我们在大量采集数据的基础上，采用聚类的方式，让数据自身反映其内部信息，根据数据划分设置更多类别。

聚类算法更多时候用于分类，也可以通过适当改进，使其变形适用于回归预测。下面介绍常用的 K 均值聚类算法(k-means clustering algorithm，记为 K-means)。在介绍 K-means 之前，先介绍有监督学习中的 K 近邻(k-nearest neighbor，KNN)算法及其实现的思想。

7.5.1　KNN 算法

KNN 算法可以通过给定的数据集合，根据投票的方式进行预测。训练完成后，给定一个输入，找到与该样本最接近的 k 个样本。这 k 个样本中的多数样本属于哪个类别，就把这个输入归为哪一类[7-16]。详细算法流程如下。

① 给定训练数据集，X 为特征集合，Y 为标签集合。

② 输入待预测的数据，根据给定的距离，寻找训练数据中距离预测数据最近的 k 个点，将涵盖这 k 个点的邻域记作 N_k。

③ 在 N_k 中，根据分类的决策原则决定预测数据的类别。

当训练数据、距离度量、k 值、投票标准确定后，给定一个输入，就能预测该数据的类别。在特征空间中，对于每个数据点，距离这个点较其他点更近组成的区域称为这个数据点的单元，因此每个数据点都有一个属于自己的单元，并且这个单元是确定的。图 7-4 所示为 KNN 模型对应特征空间的划分效果，不同单元之间构成范围边界。

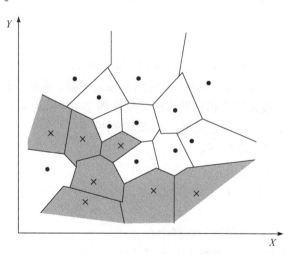

图 7-4　KNN 模型对应特征空间的划分效果图

此外，关于距离度量，采用投票方式时，计算两个实例间的距离就尤为重要。该模型的特征向量一般是 n 维的，假设 n 维向量空间为 R^n，两个实例 $x_i, x_j \in X$，那么定义它们之间的距离为

$$L_p(x_i, x_j) = \left(\sum_{m=1}^{n} \left| x_i^l - x_j^l \right|^p \right)^{\frac{1}{p}} \tag{7-61}$$

其中，$p \geqslant 1$。

当 $p = 2$ 时就是我们熟悉的欧氏距离，即

$$L_2(x_i, x_j) = \left(\sum_{m=1}^{n} \left| x_i^l - x_j^l \right|^2 \right)^{\frac{1}{2}} \tag{7-62}$$

当 $p = 1$ 时是曼哈顿距离，即

$$L_1(x_i, x_j) = \sum_{m=1}^{n} \left| x_i^l - x_j^l \right| \tag{7-63}$$

当 $p = \infty$ 时，该距离为各个坐标距离的最大值，即

$$L_\infty(x_i, x_j) = \max_l \left| x_i^l - x_j^l \right| \tag{7-64}$$

对于 k 值的选择，如果我们选取的临近样本过少，在训练过程中的误差会减少，但是在预测中，估计误差会增大；反之，如果 k 过大，就容易造成远距离样本点的干扰，同时加大计算量。因此，k 值的选取也要按照机器学习参数选取的办法，通过尝试和交叉验证选取最适合的值。

7.5.2　K 均值聚类算法

K-means 是经典的聚类算法，能够自主地寻找每一类的质心点，根据类似于 KNN 的投票方式，将其他所有样本分配到最相近的簇，重新计算质心，如此往复就可以找到聚集程度最符合指标要求的区域。图 7-5 所示为 K-means 实现二分类的示意图。K-means 实现原理简单，运算速度快[21]。

K-means 的主要流程如下。

① 随机从样本中选取 k 个点作为初始聚类中心。

② 计算每个点到这 k 个中心的距离，若点 p 到中心 C_i 的距离最近，那么 $p \in C_i$。

③ 移动聚类中心点到新的点群中心。

④ 重复②和③，直到聚类中心不再移动。

简单来说，K-means 就是通过迭代寻找 k 个质心并将数据自动聚合分类。对比 KNN 算法，K-means 最大的不同是能够在非监督情况下自我学习寻找质心。此外，KNN 的目的是针对一个确定的点进行分类，而 K-means 是将一系列的点聚合成不同的 k 类。KNN 中的 k 表示在目标点周边取点的个数，而 K-means 中的 k 表

示簇的数量，K-means 即使在 k 确定的情况下，每次聚类的结果也未必相同。因此，聚类簇数和初始质心的选取需要根据实际应用加以调整。

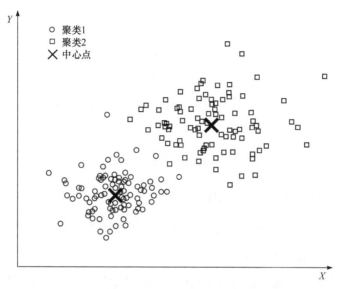

图 7-5　K-means 实现二分类

7.6　时序分析

时间序列分析(time series analysis，TSA)强调的是通过对一个区域进行一定时间段内的连续观测，提取特征，并分析其变化过程[22-24]。时间序列分析从 20 世纪后期发展起来，是一种动态的数据处理办法，是对回归预测的再发展。以多元线性回归预测为例，时间序列分析认为不同时刻、不同的样本之间是相对独立的，因此要做的是寻找与因变量相关的因素，将这些参数进行回归拟合，从而得到因变量的估计曲线。这属于静态分析的范围。但是，时间序列分析是一种动态的分析方法，每次样本数据不再认为是独立的，而是相关的，已经获取的数据与未来的数据之间存在相关性。它试图揭示这样的相关性，并利用这种自相关来预测未来的结果。

举个简单的例子，我们可以试图采集今天之前若干天的天气情况，包括气温、环境湿度等，进而预测明天或者之后几天的相同指标，也可以通过对某商品之前季度的销量情况进行时间序列分析，以预估之后的销量情况。这些例子在实际运作中是十分常见的，原因在于这些实例的指标在一定程度上依靠先前或者已有的数据。对于无创血糖检测，大多数时候，患者更在意的是血糖是否平稳，即自身血糖的变化趋势，并避免血糖值的忽升忽降。基于此，血糖变化的曲线预测可以通过时间序列进行预测分析。

在使用时间序列时，观测的数据通常是离散的，因此在处理之前涉及一些常用的预处理办法。

设一个时间序列为 $y_1, y_2, \cdots, y_n$，均值定义为

$$\bar{y} = \frac{1}{n} \sum_{i=1}^{n} y_i \tag{7-65}$$

选取任意的两个时间 t_i、t_j，其对应的事件序列为 x_i、x_j，取 $\tau = t_j - t_i$，那么协方差函数可以表示为

$$\varphi_\tau = \sum_{i=1}^{n} (y_i - \bar{y})(y_{i+\tau} - \bar{y}) \tag{7-66}$$

当 $\tau = 0$ 时，式(7-66)就是方差函数。

设自相关函数为 $\rho_\tau = \dfrac{\varphi_\tau}{\varphi_0}$，容易得到 $|\rho_\tau|$ 的范围为(0，1)。自相关系数越大，表示序列数据的相关性越强。

对于偏自相关函数，设时间序列平稳，如果用在 y_t 之前 k 个时刻的数据对其进行最小的方差估计，即选择前 k 个样本数据的最优参数，令

$$\hat{y}_t = \theta_{k1} y_{t-1} + \theta_{k2} y_{t-2} + \cdots + \theta_{kk} y_{t-k} \tag{7-67}$$

同时满足 RMSE 最小进行求解。由此可知，在时间序列分析过程中，主要还是依靠采集到的数据特征，根据其反映出来的相关性来度量不同时间的影响程度。

时间序列分析方法按确定性可分为确定性变化分析和随机分析。确定性变化分析的目的是检测某一个确定的因素对序列的影响，进一步推断该因素和序列之间的作用关系。常用的确定性时间序列分析有趋势拟合法和平滑法。其中，趋势拟合法将时间作为自变量，建立序列值随时间变化的线性和非线性拟合。无论线性拟合还是非线性拟合，普遍的参数估计方法是最小二乘法。平滑法是进行趋势分析和预测时常用的一种方法。它利用修匀技术，削弱短期随机波动对序列的影响，使序列平滑化，从而显示长期趋势变化的规律[25]。

随机时间序列模型是利用过去的序列之和随机扰动建立起来的模型。常见的随机性变化方法有自回归(autoregressive，AR)模型、MA 模型和自回归移动平均(autoregressive moving average，ARMA)模型。AR 模型的扰动项是一个白噪声，MA 模型的扰动项是 q 阶的 MA。将上述两种方法结合可得到 ARMA[26,27]模型。

AR 是常见的时间序列分析方法，以序列自身作为回归变量，通过线性组合预测每个时刻的序列值线性回归模型。如果采用前 q 个序列值建模预测，则数学模型为

$$Y_t = \beta_1 Y_{t-1} + \beta_2 Y_{t-2} + \cdots + \beta_q Y_{t-q} + \mu \tag{7-68}$$

其中，$\beta_i, i = 1, 2, \cdots, 8$ 为各项回归系数，是需要估计的系数；随机误差 μ 是相对独立的白噪声序列，其方差为 σ^2，均值为 0，满足正态分布，并且随机误差和之后的序列之间不相关。

AR 模型是随机时间序列方法中最直观的方法。

MA 模型利用当前和前期随机误差的线性组合来预测之后的序列值。如果是 p 阶，其数学模型可以表示为

$$Y_t = \varepsilon_t + \beta_1' \varepsilon_{t-1} + \cdots + \beta_p' \varepsilon_{t-p} \tag{7-69}$$

其中，$\beta_i', i = 1, 2, \cdots, 8$ 为各项模型系数；ε 为当前序列值与之前序列值的随机误差。

有衔接的 MA 是一个平稳的随机过程，当 AR 模型失效时，往往考虑使用 MA 模型。

ARMA 模型其实是 AR 模型和 MA 模型的组合。它将一个平稳的时间序列描述为

$$Y_t = \beta_1 Y_{t-1} + \beta_2 Y_{t-2} + \cdots + \beta_q Y_{t-q} + \varepsilon_t + \beta_1' \varepsilon_{t-1} + \cdots + \beta_p' \varepsilon_{t-p} \tag{7-70}$$

即将 AR 模型的随机误差用 MA 模型中的误差组合替代，并且对应的误差 ε_t 为白噪声序列。

ARMA 模型更具有适用性，它的两个参数组合为 β 和 β'。$\mathrm{AR}(\beta)$ 相当于 $\mathrm{ARMA}(\beta, 0)$，$\mathrm{MA}(\beta')$ 相当于 $\mathrm{ARMA}(0, \beta')$。

至于参数的求解过程，这里不再详细展开，主要采用最小二乘法求解。以 AR 模型为例，设 $Y = [Y_{p+1}, Y_{p+2}, \cdots, Y_N]$、$\varepsilon = [\varepsilon_{p+1}, \varepsilon_{p+2}, \cdots, \varepsilon_N]$，并且

$$A = \begin{bmatrix} Y_p & Y_{p-1} & \cdots & Y \\ Y_{p+1} & Y_p & \cdots & Y_2 \\ \vdots & \vdots & & \vdots \\ Y_{N-1} & Y_{N-2} & \cdots & Y_{N-p} \end{bmatrix} \tag{7-71}$$

那么 AR 模型可以表示为

$$Y = A\beta + \varepsilon \tag{7-72}$$

最小二乘法求解得到 $\hat{\beta} = (A^{\mathrm{T}} A)^{-1} A^{\mathrm{T}} Y$，随机误差的估计值 $\varepsilon = Y - A\hat{\beta}$。

综上所述，时间序列分析能够根据之前的测试值预估之后的序列。针对无创血糖的趋势预测，该方法是适用的，而且针对个人的个性化标定也能提供一定的参考价值。例如，GlucoWatch 需要长达 10h 的连续监测。对个人来说，血糖变化在具体时间阶段往往是有规律的，因此时间序列分析就可以作为一种辅助手段，

为下一步的血糖值预测提供参考。

7.7　本　章　小　结

血糖检测算法的设计和实现可以利用的方法有很多，各有利弊，该选择什么样的算法，如何进行优化都是需要进一步解决的问题。以下几个方面需要重点考虑。

(1) 数据预处理

通过各种技术预测血糖，往往需要采集多维度、多角度的各种数据类型。这些信息之间存在信息冗余，且有的信息是否与血糖值相关需要进一步验证，因此对数据进行训练前，我们需要对数据进行必要的"瘦身"，使数据更加精练，以提高预测算法的预测性能。判断一个参数是否和目标血糖相关，可以从理论推导等方面来评估。同时，避免数据信息冗余，可以利用主成分分析、独立成分分析等方法对数据进行有效的整合。良好的数据预处理更像是数据建模的第一道过滤器，筛选有效的数据流是血糖预测良好的前提。

(2) 个性化建模

无创血糖监测是一种间接式的测试方式。相关算法预测容易受到不同个体间差异的干扰。因此，在普适算法的基础上需要设计特定的算法。就个体来说，可以通过长期的跟踪试验，采集较多的个人数据，以便对个人进行数据建模，实现精准预测。当然，我们的最终目标是尽可能地采集次数少的样本，就能实现精准测量。

(3) 算法上的突破

本章简单讲解了几种可能应用于无创血糖监测的算法，但是算法之间是相互独立的。不同的算法可能存在不同程度的不足，针对某种技术找到最优的预测算法需要长期的试验。我们可以从两方面入手思考。首先，机器学习的方法得到越来越广泛的应用，它代表着一系列更加复杂和智能化算法。通过加强机器学习的理论研究，对比传统方法，进一步挖掘适用于无创血糖仪的学习方法，是算法设计上的一个突破方向。其次，不同算法之间存在不同程度的不足，我们可以考虑进行多方法的融合。这里的融合有两个概念，一个是在检测血糖的技术上进行融合，例如代谢热整合方法和近红外方法的相互补充。另一个是算法上的融合，通过不同种类的算法组合，起到优劣势互补，进而提高算法的整体性能。

参 考 文 献

[1] 王振友, 陈莉娥. 多元线性回归统计预测模型的应用. 统计与决策, 2008, (5): 46-47.
[2] Eberly L E. Multiple linear regression. Methods in Molecular Biology, 2007, 404(2): 165.

[3] 贝里. 线性回归分析基础. 上海: 上海人民出版社, 2011.

[4] 刘严. 多元线性回归的数学模型. 沈阳工程学院学报(自然科学版), 2005, 1(2): 128-129.

[5] 王惠文, 孟洁. 多元线性回归的预测建模方法. 北京航空航天大学学报, 2007, 33(4): 500-504.

[6] Wold S, Esbensen K, Geladi P. Principal component analysis. Chemometrics & Intelligent Laboratory Systems, 1987, 2(1): 37-52.

[7] Harrington P. 机器学习实战. 北京: 人民邮电出版社, 2013.

[8] 苏键, 陈军, 何洁. 主成分分析法及其应用. 轻工科技, 2012, (9): 12-13.

[9] 陈佩. 主成分分析法研究及其在特征提取中的应用. 西安: 陕西师范大学, 2014.

[10] 张小确, 高枝荣, 夏云贵. 主成分分析方法及其在各仪器分析中的应用. 河北工业科技, 2007, 24(6): 345-350.

[11] 时瑞研, 潘立登. 一种新型非线性偏最小二乘方法研究及应用: 基于 Chebyshev 多项式改进的 PLS 方法. 控制工程, 2003, 10(6): 506-508.

[12] 鲁庆华, 任康乐, 周凤玺. 基于偏最小二乘法实现非线性回归分析. 甘肃科技, 2005, 21(11): 146-148.

[13] Chin W W. Handbook of Partial Least Squares. Berlin: Springer, 2010.

[14] Adankon M M, Cheriet M. Support vector machine. Computer Science, 2009, 1(4): 1-28.

[15] 张学工. 模式识别. 3 版. 北京: 清华大学出版社, 2010.

[16] 李航. 统计学习方法. 北京: 清华大学出版社, 2012.

[17] 李海生. 支持向量机回归算法与应用研究. 广州: 华南理工大学, 2005.

[18] 刘靖旭, 蔡怀平, 谭跃进. 支持向量回归参数调整的一种启发式算法. 系统仿真学报, 2007, 19(7): 1540-1543.

[19] Everitt B. Cluster analysis. Quality & Quantity, 1980, 14(1): 75-100.

[20] 方开泰, 潘恩沛. 聚类分析. 北京: 地质出版社, 1982.

[21] Hartigan J A, Wong M A. Algorithm AS 136: a K-means clustering algorithm. Journal of the Royal Statistical Society, 1979, 28(1): 100-108.

[22] Hamilton J D. Time series analysis. Journal of the American Statistical Association, 1994, 36(215): 401-409.

[23] 安鸿志. 非线性时间序列分析. 上海: 上海科学技术出版社, 1998.

[24] 张树京, 齐立心. 时间序列分析简明教程. 北京: 北方交通大学出版社, 2003.

[25] 潘迪夫, 刘辉, 李燕飞. 基于时间序列分析和卡尔曼滤波算法的风电场风速预测优化模型. 电网技术, 2008, 32(7): 82-86.

[26] 潘国荣. 基于时间序列分析的动态变形预测模型研究. 武汉大学学报(信息科学版), 2005, 30(6): 483-487.

[27] 梅红. 基于稳健估计的时序分析方法在变形监测中的应用. 南京: 河海大学, 2005.

第8章　无创血糖检测临床试验方案

无创血糖检测在研究过程中不可避免地要进行临床试验，如 OGTT、葡萄糖钳夹试验、日常对比测试。下面介绍这些试验的操作过程及其优缺点，同时介绍一种可行的无创血糖试验方案。

8.1　口服葡萄糖耐量试验简介

OGTT 是诊断糖尿病及糖耐量减低的常见临床试验。

在试验过程中，受试者不喝茶及咖啡，不吸烟，不做剧烈运动。OGTT 的步骤如下。

① 受试者空腹 8~10h 后，在早晨 8 点前抽取静脉血送检。

② 口服 75g 葡萄糖水(75g 无水葡萄糖粉溶于 300mL 水)，糖水在 5min 之内服完。

③ 从服糖水第 1 口开始计时，于 30、60、120、180min 在前臂采静脉血送检。

根据 OGTT 的结果可判断受试者的患病类型[1]，判断准则如表 8-1 所示。

表 8-1　OGTT 患病类型判断准则[1]

类型	空腹血糖/(mmol/L)	OGTT 2h 血糖/(mmol/L)	任何时刻血糖/(mmol/L)
正常人	≤6.1	≤7.8	＜11.1
糖耐量低减	＜7.0	7.8~11.1	—
空腹血糖受损	6.1~7.0	≤7.8	—
糖尿病	≥7.0	＞11.1	—

OGTT 过程中有不少受试者出现恶心、饥饿、呕吐等不良反应。OGTT 的优点是试验方式标准，在整个测试过程中血糖变化较迅速且变化范围较宽，可以获得很多信息；缺点是患者一般不能进行口服葡萄糖耐量试验，因为糖尿病人的血糖调控已经出现问题，口服大量葡萄糖可能导致其血糖急剧升高，而无创血糖仪的主要使用对象是糖尿病患者。高糖试验(如 100g 馒头餐)可以在一定程度上弥补这个缺点。此外，OGTT 必须在医院进行，需要专门的医护人员操作，所需的费用也较高。

在 OGTT 流程标准中，血糖变化幅度也较大，可以作为前期方法进行可行性验证。

8.2　葡萄糖钳夹试验简介

葡萄糖钳夹技术是评估胰岛素分泌能力和组织对胰岛素敏感性的重要方法。葡萄糖钳夹试验主要分为高胰岛素-正葡萄糖钳夹、高葡萄糖钳夹、低葡萄糖钳夹和扩展葡萄糖钳夹[2]。

高胰岛素-正葡萄糖钳夹是指通过静脉输注胰岛素，使血浆胰岛素水平控制在 100mU/L 左右。同时，每 5min 测试一次动脉化的静脉血浆血糖值，据此调整葡萄糖输注速度，使血糖保持在基础水平。较高的胰岛素水平可以抑制内源性葡萄糖的产生，所以葡萄糖输注速度可以作为评价外周组织对葡萄糖利用率的指标，评价外周组织对胰岛素的敏感性。

高葡萄糖钳夹是指静脉输注葡萄糖，使血浆血糖迅速升高到基础水平以上（11.11~13.89mmol/L）。同样，每 5min 测试一次血糖值，使其维持在高血糖状态。较高的葡萄糖水平同样会抑制内源性葡萄糖的产生，可以使用葡萄糖输注速度评价周围组织葡萄糖的代谢率和胰岛素分泌的功能。

低葡萄糖钳夹用于研究胰岛素介导的低血糖及对抗调节机制，通过输入高浓度胰岛素，控制葡萄糖的输入速度，使血糖逐步调整到设定的低血糖范围。扩展葡萄糖钳夹是将葡萄糖钳夹和其他方法结合起来研究胰岛素的分泌和作用。

通过葡萄糖钳夹试验可以人为地控制血糖水平，较好地研究无创血糖设备在不同血糖浓度下的特点。相较于其他试验方法，葡萄糖钳夹试验的优点是可控性好，缺点是需要专业的医生操作，并且试验过程繁琐，花费较高。

一般葡萄糖钳夹试验可以用于研究的初期阶段，研究原理的可行性；通过控制不同的变量，可以研究检测方法的干扰因素。Caduff 等[3]在研究阻抗谱法时就采用过葡萄糖钳夹试验。

8.3　日常对比测试试验简介

日常对比测试是指对试验条件限制较少的试验，不需要专门的医护人员，可以在指定地点，也可以在受试者家中，可以是标准餐，也可以是正常进餐。日常对比测试可以使用指尖血血糖仪和动态血糖仪作为标准。指尖血血糖仪推荐选用符合 ISO 15197：2013 标准的，其准确性更高。

日常对比测试场地的选择较自由，试验方便，不需要抽取静脉血，试验人员和受试者能够自由安排测试。同时，更接近无创血糖仪的日常使用状态，结果更能反映无创血糖仪的实际应用效果。其缺点是，影响因素较多，本身存在一定的误差，并且指尖血和动态血糖不是血糖测试的金标准。

日常对比测试可以很快地进行，受试者也不用承受太多的痛苦，适用于初期方案摸索。同时，由于其更接近糖尿病患者日常使用的需求，也可以用于后期实用性验证。

8.4　无创血糖检测设备临床试验方案设计

临床试验是无创血糖检测设备研制的重要一环，需要尽可能真实地采集受试者数据，分析和改善仪器的性能。因此，可以采用葡萄糖钳夹试验、OGTT 和糖尿病患者自主测试相结合的方法进行临床试验。通过葡萄糖钳夹试验提供可控的试验条件，如胰岛素水平、血糖水平、环境温湿度等，对测试的理论进行验证和改进，对具体的影响因素和关键原理进行探究。通过 OGTT 采集特征人群的数据，建立基础数据库，可以取得初步模型结果。在初步得到模型结果后，糖尿病患者进行自主测试，通过发现的问题指导进一步葡萄糖钳夹试验的开展。临床试验方法的关系图如图 8-1 所示。

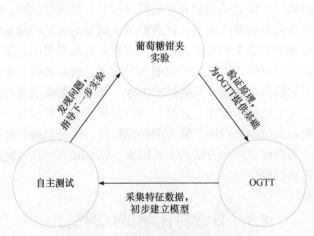

图 8-1　临床试验方法的关系图

糖尿病受试者自主测试试验可以通过建立一个专用的网络服务系统进行。其结构示意图如图 8-2 所示。受试者在家中测试时连接网络，测试完成后信息会自动发送到云平台。该方案一方面可以采集糖尿病人在真实生活中的数据，使模型更适合日常检测；另一方面使试验数据的采集变得更加容易，减少试验费用，有助于大规模进行数据采集，研究和改善仪器的性能。

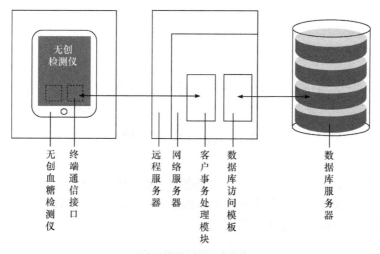

图 8-2 网络服务系统结构示意图

8.5 本 章 小 结

临床试验对于无创血糖检测方法的研究是必不可缺的，也是充分验证无创血糖仪准确性和安全性的关键。在无创血糖检测方法研究过程中，前期可通过离体试验进行基础研究，优化系统参数。基本检测原理验证完成后，须进行人体试验，验证方法用于实际血糖检测的可用性。人体试验周期长、成本高，涉及的伦理问题也比较多，因此需要尽早规划，仔细论证试验方案。

参 考 文 献

[1] 优优行医. 糖耐量试验: 不可不知的 5 大重点. http://endo.dxy.cn/article/541390[2022-05-25].

[2] 陈蕾, 贾伟平, 项坤三. 葡萄糖钳夹技术在糖尿病研究中的应用. 中华内分泌代谢杂志, 2003, 19(1): 74-76.

[3] Caduff A, Hirt E, Feldman Y, et al. First human experiments with a novel non-invasive, non-optical continuous glucose monitoring system. Biosensors and Bioelectronics, 2003, 19(3): 209-217.

第9章 展　望

9.1　发　展　趋　势

本书介绍了反离子电渗法、红外光谱法、阻抗谱法、代谢热整合法等多种无创血糖测试方法。基于这些方法开发了相应的无创血糖仪产品，表 9-1 对其中产品化程度较高的典型产品进行了汇总。

表 9-1　无创血糖仪介绍

仪器名称/所属公司	原理	仪器图片	说明
Gluco Watch Biographer/ Cygnus	反离子电渗法		第一个获得 FDA 认证，每 12h 需要更换一次水凝胶盘
MHC device/ 日立	代谢热整合法	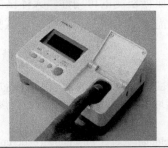	人体需处于热平衡状态
无创血糖仪/ 博邦芳舟医疗科技(北京) 有限公司	代谢热整合法	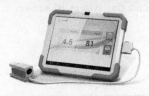	从 2005 年开始研发，获中国国家药品监督管理局颁发的首张"无创血糖仪"医疗器械注册证(三类)

续表

仪器名称/所属公司	原理	仪器图片	说明
Sensys GTS/ Sensys	NIRS		Sensys 医疗公司是在红外方法血糖测试方面发表专利最多的公司
NBM-200G/ OrSense	阻塞光谱法		NBM-200G 采用特殊设计的闭塞式环形探头，在手指的血液流动被阻止后再测试血糖
Pendra/ Pendragon	阻抗谱法		连续测试，需要关注葡萄糖对电解质的平衡，微循环对细胞膜特性可能产生影响
GlucoTrack/ Integrity Applications	多方法结合		热传导、超声法和阻抗谱三种方法相结合，已经获得了 CE 认证

　　这些产品都有相关临床试验结果发表，在受控条件下取得了不错的结果，但在实际应用时依旧存在诸多问题。为了通过试验得到更好的结果，研究者往往在特殊的条件下开展试验。例如，对几个人进行重复血糖测试试验，得到几百个样本，然后用回归的方法获得最终良好的相关性；或者用在糖耐量试验得到的标准血糖测试结果和连续采集的数据来进行比较等；或者严格限定了试验的温度湿度等。这些方法都受到测试时间、测试环境和测试人群数的限制，只能在标定的数据内获得高的相关性，而用标定好的仪器进行随机测试时，预测结果并不理想。

　　目前还没有大规模应用于糖尿病患者日常血糖检测的无创血糖仪。在人体中，血糖的微小变化很容易被其他基体噪声掩盖。不同人之间的生理特征差异较大，需要通过多种手段克服人与人之间的差异。很多方法受环境温度和湿度的影响比较大，如阻抗谱法、反离子电渗法、代谢热整合法等。因此，需要通过研究得出一种人群适应性好、适用环境范围宽、准确度高的无创血糖测试方法和血糖计算模型。

多方法融合是目前无创血糖检测的趋势之一。通过结合多种不同的方法，从不同的角度测试与人体血糖变化有关的生理参数，以期得到更好的测试结果。GlucoTrack 是第一个提出使用多种方法进行无创血糖测试的产品。GlucoTrack 设备结构示意图如图 9-1 所示[1]。它采用热传导、超声波和阻抗谱三种方法独立计算出三个血糖值。每一个血糖值的 ±20% 为误差窗口。如果三个误差窗口产生重合，那么将三个血糖值的均值作为最终结果；如果只有两个误差窗口产生重合，那么将误差窗口调整为 ±15%，取两个误差窗口重合血糖值的均值为最终结果；如果没有重合，则测试失败。多方法融合计算血糖的流程如图 9-2 所示。

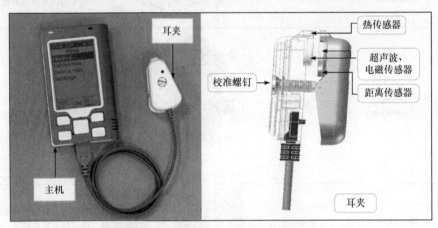

图 9-1　GlucoTrack 设备结构示意图

Park[2]等提出一种同时利用阻抗谱和红外光谱无创测量血糖的方法，同时使用阻抗谱法和红外光谱法进行测试，然后直接将阻抗谱和红外光谱提取的特征输入 ANN，可以得到优于单方法的预测结果。

Tang 等[3]提出的多传感器无创血糖检测融合了多方法。其构建的无创血糖模型包含湿度、温度、透光性和组织阻抗等参数。

多方法融合有可能克服单个方法的缺点，互相补充，得到准确度更高的血糖测试结果。目前，多方法融合的层次还不够深，是单个方法结果的加权或者是多个方法特征值的直接结合运用。因此，需要根据每个方法的优缺点选择合适的待融合方法，深入研究不同方法融合的理论基础，使融合结果的准确度更高。

此外，将人工智能和大数据技术应用于无创血糖检测也是一种趋势。通过采集大量的数据，得到不同测试环境、不同人群的数据，同时考虑使用者饮食、运动等信息，利用深度学习等方式提取有用特征，有望建立实际应用效果好的模型。

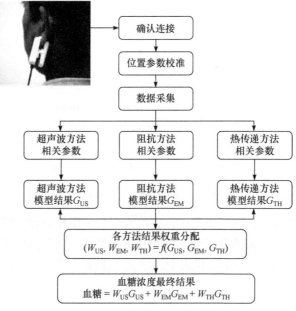

图 9-2　多方法融合计算血糖的流程[4]

9.2　针对个体的标定

无创血糖测量的方式大多是先采集大量数据，然后以此构建模型，最后用其他数据验证模型是否有效。在无创血糖测试的前期研究中，多数研究人员为了快速得到较大样本容量的数据库，一般只对单人进行几次采血测量。随着人们对无创血糖测量精度要求的逐渐提高，这种粗放式数据采集手段中隐含的问题也逐渐显现。每个人的身体结构大致相似，但是也有部分差别。无创血糖测试通过测试人体与血糖水平相关的生理参数预测血糖，虽然从理论上可以得出血糖与哪些物理量有关，但是实际上很难得到精确的定量对应关系。采用一种通用普适的预测模型并不现实，会造成很大的误差。同时，通过一定数目患者的无创血糖数据和有创血糖值建立的模型也存在影响因子过多，难以准确寻找真正影响血糖预测精度特征的问题。

2010 年，Harman-Boehm 等[4]在 GlucoTrack 的基础上进行了个人标定方法的研究。传感器集成在一个耳夹上，在校准之前，根据用户耳垂的厚度，调整传感器之间的距离使耳夹的压力最为舒适。调整耳夹后，开始校准过程。GlucoTrack校准方法示意图如图 9-3 所示。首先用有创方法从指尖毛细血管血液中获取基础和餐后血糖数据，然后使用无创设备进行测量。该方法会生成每个人独有的校准曲线。

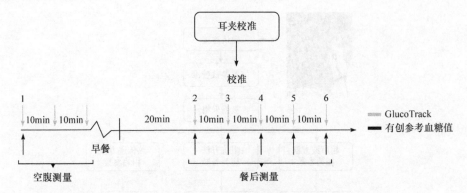

图 9-3　GlucoTrack 校准方法示意图

在之前的研究中，唐飞等发现，在他人模型采用相对较大样本库的情况下，大部分试验中个人模型的效果仍然好于他人模型[4]。个人模型和他人模型的比较如图 9-4 所示，其中柱图实心代表个人模型优于他人模型，空心反之。

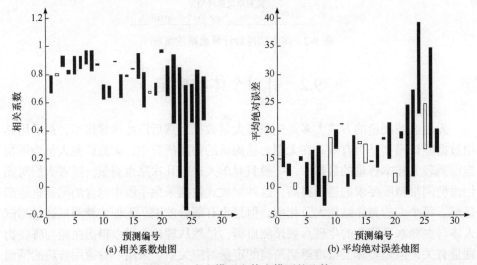

(a) 相关系数烛图　　　　　　(b) 平均绝对误差烛图

图 9-4　个人模型和他人模型的比较

因此，为了消除个体间的差异，针对个体的标定成为无创血糖提升精度的希望。考虑血糖建模往往需要较多的数据，而且个体标定中以单个人为目标，因此通过单人的数据积累显得不太现实。目前，比较好的一个思路是，通过个人的数据来修正基于大量人群数据的模型。不少研究人员结合人工智能算法[5-8]，如迁移学习等，通过少量个人标定数据实现"通用无创血糖预测模型"的修正，使之更适合个人特征。

9.3 本章小结

随着经济发展和人们生活水平的提高，无创血糖检测给糖尿病管理带来新的手段，有助于糖尿病管理水平的提升，减轻糖尿病患者和社会的医疗负担。期待无创血糖检测的准确度能进一步提高，尽早得到广泛应用。

参 考 文 献

[1] Harman-Boehm I, Gal A, Raykhman A M, et al. Noninvasive glucose monitoring: a novel approach. Journal of Diabetes Science and Technology, 2009, 3(2): 253-260.

[2] Song K, Ha U, Park S, et al. An impedance and multi-wavelength near-infrared spectroscopy IC for non-invasive blood glucose estimation. IEEE Journal of solid-state circuits, 2015, 50(4): 1025-1037.

[3] Geng Z, Tang F, Ding Y, et al. Noninvasive continuous glucose monitoring using a multisensor-based glucometer and time series analysis. Scientific Reports, 2017, 7(1): 12650.

[4] Harman-Boehm I, Gal A, Raykhman A M, et al. Noninvasive glucose monitoring: increasing accuracy by combination of multi-technology and multi-sensors. Journal of Diabetes Science and Technology, 2010, 4(3): 583-595.

[5] Liu W, Huang A, Wan P. Overcoming individual discrepancies, a learning model for non-invasive blood glucose measurement. Applied Sciences-Basel, 2019, 9(1): 192.

[6] Liu W, Huang A, Ping W. BpMC: a novel algorithm retrieving multilayered tissue bio-optical properties for non-invasive blood glucose measurement//IEEE International Conference on Bioinformatics & Biomedicine, New York, 2017: 451-456.

[7] Liu W, Huang A, Wang P, et al. PbFG: Physique-based fuzzy granular modeling for non-invasive blood glucose monitoring. Information Sciences, 2019, 497: 56-76.

[8] Liu W, Wang G, Huang A, et al. NIV-NGM-a novel non-invasive blood glucose monitoring method based on near-infrared videos//2019 IEEE International Conference on Bioinformatics and Biomedicine, New York, 2019: 953-957.